学习古代圣人经典，掌握中医理念，
保护自己和家人的健康

罗大伦 著

罗大伦 解读

《伤寒论》

从病案到医方　讲透中医的智慧

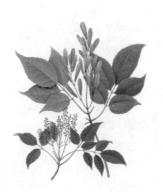

科学技术文献出版社
SCIENTIFIC AND TECHNICAL DOCUMENTATION PRESS
· 北京 ·

图书在版编目(CIP)数据

罗大伦解读《伤寒论》/ 罗大伦著. — 北京：科学技术文献出版社, 2024.1

ISBN 978-7-5235-1120-6

Ⅰ.①罗… Ⅱ.①罗… Ⅲ.①《伤寒论》— 研究 Ⅳ.①R222.29

中国国家版本馆CIP数据核字（2023）第250178号

罗大伦解读《伤寒论》

策划编辑：王黛君　责任编辑：韩晓菲　张琳　责任校对：张吲哚　责任出版：张志平

出 版 者　科学技术文献出版社
地　　址　北京市复兴路15号　邮编100038
编 务 部　（010）58882938，58882087（传真）
发 行 部　（010）58882868，58882870（传真）
邮 购 部　（010）58882873
官方网址　www.stdp.com.cn
发 行 者　科学技术文献出版社发行　全国各地新华书店经销
印 刷 者　艺堂印刷（天津）有限公司
版　　次　2024年1月第1版　2024年1月第1次印刷
开　　本　710×1000　1/16
字　　数　180千
印　　张　18.5
书　　号　ISBN 978-7-5235-1120-6
定　　价　65.00元

学习《伤寒论》，
保护自己和家人的健康

　　张仲景的《伤寒论》是我们中医划时代性的著作，在这部经典里，张仲景确立了治病的一些重要法则，为后世开创了无数法门，其功甚伟！

　　然而，这部奠基性的经典诞生以后，并未得到广泛流传，甚至面临散失的危险，即使像唐代名医孙思邈这样的中医巨擘，年轻的时候也看不到《伤寒论》，因而发出"江南诸师，秘仲景之法不传"的感慨。好在宋代的时候，政府将《伤寒论》重新刊发，这引起了一些有远见的中医的重视，如许叔微、朱肱等。最终，许叔微和朱肱等一些重视《伤寒论》的名医，阐发仲景的治病法则，验证于临床，传授世人，建立了一个擅长使用《伤寒论》理法方药的门派，后世尊称为经方派。

　　许叔微为人品德高洁，以拯救众生为念，殚精竭虑地研读《伤寒论》，并且，把自己的经验病例写出来，做成了《伤寒九十论》这本书，它应该是中医历史上第一部应用《伤寒论》的医案专著，对后世医家研读《伤寒论》，有着非常强的指导和启发作用。

　　这次，我选择了一些《伤寒九十论》里的医案，为大家做解读，帮助大家更好地理解《伤寒论》的一些思想。应该说，《伤寒论》的思想是博大精深的，我给大家介绍的，只是一些基础的理念，希望对中医感兴趣的朋友可以借此了解一些《伤寒论》的基础概念，为以后更加深入地了解中医，打下一些基础。

　　希望大家多多学习古代圣人的经典，多掌握一些中医理念，来保护自己和家人的健康，我想，这也是医圣张仲景写《伤寒论》这部经典的目的吧！大家一定要加油啊！

罗大伦

于海南

目 录

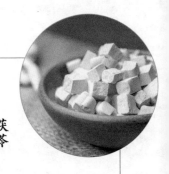

茯苓

| 第一章 | 群方之冠: 桂枝汤

壹 欲知《伤寒论》，必读许叔微

读伤寒论，知其然，还要知其所以然 002

《伤寒论》是人们跟瘟疫斗争过后的智慧结晶 004

不仅要学许叔微的医案，更要学许叔微做人 005

贰 桂枝汤,《伤寒论》第一方

桂枝汤证 006

桂枝汤特别简单 007

桂枝汤中的芍药是白芍还是赤芍？ 009

叁 外感风寒，喝"群方之冠"桂枝汤

发热、出汗、怕冷、鼻鸣、干呕、头痛、恶风，
用桂枝汤 011

营是体液、组织液一类的物质基础，在脉里边走；
卫气是彪悍之气，在脉外边走 012

干山药

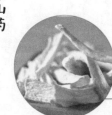

生姜

桂枝汤只有 3 味药，加上生姜、大枣是怎么治病的？　013

桂枝汤，还调脾胃　014

日本料理的"料理"两字是从张仲景的方子里来的　015

桂枝汤为什么原来叫作阳旦汤？　015

脾胃为什么弱？是肝出问题了　016

肆　白芍补，赤芍泻，用法别出错

白芍、赤芍有什么区别？　018

张仲景的桂枝汤里到底是赤芍还是白芍？　020

喝完桂枝汤，一定要喝一碗热粥，再盖上被子　021

服桂枝汤时要注意什么？　022

外感风寒，第一时间喝桂枝汤，

基本上一次就能解决问题　024

伍　多种疾病，都可以用桂枝汤治好

为什么把桂枝汤放在《伤寒论》的第一个？　025

阵发性发热，喝桂枝汤就有效果　026

发热半年多，体温高达 40℃，用桂枝汤 3 服就有效果　027

左半身经常出汗，右半身反而没汗，喝桂枝汤　028

风一吹，就觉得在往骨头里透，用桂枝汤 8 服就见效　029

年轻人腰酸腿软、头晕耳鸣、怕风、

怕冷、自汗，桂枝汤一喝就起效　030

荨麻疹，喝桂枝汤很快就见效　032

只要是阳气不足、脾胃虚弱，喝桂枝汤就能摆平　033

陆　桂枝汤加厚朴、杏子，能止咳，治外感

患了外感病，咳嗽严重，用桂枝汤就很好　034

平时就喘的人，得了外感病，

用桂枝汤加厚朴、杏仁可治　036

以前没有哮喘，感受风寒咳嗽很厉害，用桂枝汤治　037

有积食，还有外感病，不要先给他泻　037

正气不足，外感风寒，导致肺气壅滞，

用桂枝汤加厚朴、杏仁　039

柒　落枕、脖子发紧、后背僵硬，用桂枝加葛根汤

伤寒出汗，后背僵硬，用桂枝加葛根汤　040

出汗，肩膀和脖子发紧，用桂枝加葛根汤　042

桂枝加葛根汤和葛根汤有什么不同？　043

落枕，喝桂枝加葛根汤　044

被寒风吹了，脸上紧，天天看手机、

电脑，脖子紧，用桂枝加葛根汤　044

捌　正气不足，喝桂枝麻黄各半汤

伤寒后，先解表，再泻下　046

正气不足、体弱病衰，喝桂枝麻黄各半汤效果好　048

桂枝汤扶正，麻黄汤发汗　051

伤寒后起荨麻疹，喝桂枝麻黄各半汤　052

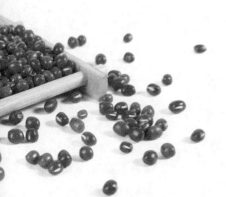

红豆

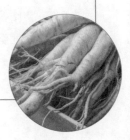

人参

枸杞

第二章 | 中医八法之首：汗法

壹　出汗法是很重要的治病方法

治病有 8 种方法，汗法很重要　056

舌头颜色红、心跳快、脉搏快、咽喉肿痛、咳嗽，
用银翘解毒丸、银翘散　058

风热感冒，配鲜生地黄、沙参、麦冬、玄参、
薄荷、竹叶、牛蒡子、防风、荆芥　059

正气不足，自汗，喝桂枝汤或补中益气丸　059

用桂枝汤时，一定要喝热粥或山药粉　060

血亏的人要想发汗治感冒，吃点阿胶或玉灵膏　061

身体有瘀血的人发热，要想出汗，用三仁汤　062

外治法里边也有很多汗法　063

贰　头痛、发热、怕风、怕冷、腰疼、骨节疼痛、呼吸急促，用麻黄汤治

有 8 种症状，可用麻黄汤　065

麻黄汤是千古名方　067

营气不足，血气微少，不能发汗，就用小建中汤加当归、黄芪　069

一定要考虑正气足不足，再看能不能发汗　070

服用麻黄汤的 9 种禁忌　071

吃苏叶、补中益气丸或者山药粉，
就能补足身体正气，外感就很容易好　073

不是什么情况下都可以发汗　074

黄芪

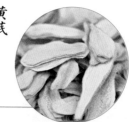

叁 外感之后，一切以恢复正气为主

怕冷、发热、眼睛睁不开，喝小柴胡汤　075

正气不足的人，生病后错误地用了

汗法，会更加损伤自己的正气　076

汗、吐、下三法都是让气血正常循环　077

身体的正气是根本　079

肆 阳气不足，水湿泛滥，可以用真武汤

强行出汗，发汗太多，用真武汤、清心丸、竹叶汤治　080

真武汤是一个镇体内的水的方子　081

真武汤治肚子疼、四肢疼痛、腹泻、

咳嗽、心悸、小便不利　083

伍 体内水湿重，就用真武汤

阳气不足导致咳嗽，就用真武汤、香砂六君丸　087

病毒性心肌炎，用真武汤　088

眼皮跳动，用真武汤　090

崩漏、阳虚，用真武汤，右归丸加减　092

感冒过后声音沙哑，说不出话，用真武汤　093

陆 心脏不好，喝桂枝甘草汤

发汗过多导致体虚、惊悸，用桂枝甘草汤　095

心脏不好，喝桂枝甘草汤、黄芪建中汤、真武汤恢复　097

不要过度发汗　100

心脏跳动得有点乱，喝桂枝甘草汤　101

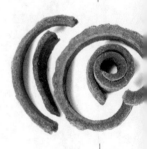

厚朴

第三章 ｜ 中医八法猛虎：下法

壹　下法治病很重要

下法就是通过泻下，改善便秘　104

寒下法指的是用寒凉之药泻下　105

阳气不足、寒邪凝聚引起便秘就用温下法　107

老年人津液不足，大便长期干燥，可以用润下法　108

女性血亏，长期便秘，可以用润下法　109

情绪不好的人可以用行气导滞通便法　110

肠道里气滞了，可以用理气通便法　111

气虚的人，用益气通便法　111

下法用处多　112

贰　大便不通，用大承气汤

热邪进入体内，可以用下法　113

大承气汤是寒下法的代表方剂　114

老人因为肠道不通畅，导致体内热盛、津液大伤，

可以用大承气汤　118

叁　把身体打扫干净

高热，眼睛、脸发红，大便干燥，小便基本没有，

用大承气汤　120

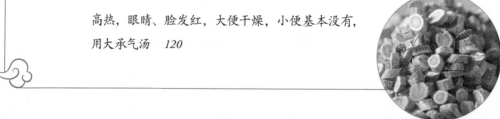

黄芪

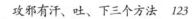

山楂

攻邪有汗、吐、下三个方法　*123*

调补身体，只要阴阳的大方向没反，出现副反应也没关系　*124*

肆　眼睛、口腔，还有生殖系统出现溃疡，
　　　　　　　喝甘草泻心汤

怕冷、怕风，甚至发热、烦躁、昏昏欲睡、

嘴里和生殖器出现溃疡、困了眼睛闭不上，喝甘草泻心汤　*125*

甘草泻心汤本是调和脾胃的　*129*

伍　便秘，用麻子仁丸就能解决

外感、发热头痛、怕风、大便不通，用麻子仁丸　*131*

麻子仁丸，专门通大便　*132*

陆　皮肤发黄，喝茵陈汤

黄疸，用茵陈汤配五苓散　*137*

急性黄疸型肝炎、胆囊炎、胆石症，用茵陈蒿汤治　*138*

脾胃湿热影响肝胆疏泄，用柴胡茵陈蒿汤　*142*

经常口渴，用茵陈蒿汤加味　*144*

口腔溃疡，喝茵陈蒿汤加味　*145*

金银花

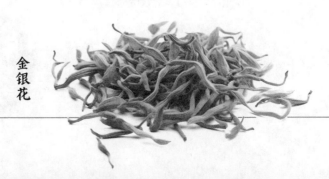

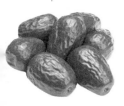

大枣

第四章 | 气血通畅要化瘀

壹　抵当汤，专门活血化瘀的虫药

产后瘀血留在体内，用抵当汤　148

半年没来月经，一服抵当汤就好　150

气血不足时活血化瘀，一定要先扶正　151

平时我们活血化瘀，

吃点三七粉、西洋参、丹参粉就行　152

贰　体内有瘀血，用抵当汤

瘀血证用抵当汤　154

小腹硬、胀满，大便黑，可能是体内出血　156

瘀血有哪些表现?　157

抵当汤就是通瘀汤　159

叁　手脚冰凉，不一定有寒

四肢凉，胸间多汗，是真热假寒　161

母亲患慢性肾炎，我给她吃凉药　163

黄栀子

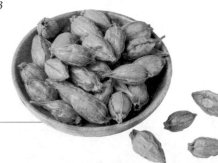

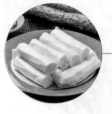

怀山药

| 第五章 | 外感发热，多种方法清热邪

壹　大便不通、眼睛发直、下午发热，喝小承气汤

下午发热、神志不清、大便不通、
两手往空中抓东西，用小承气汤　166

肠道不通，会说胡话，正气不足，用小承气汤　168

保护好肠道菌群，不让毒素进入体内　170

贰　女性特殊时期患外感，说胡话，用小柴胡汤

女子来月经时外邪进来了，引起热证就会说胡话　172

什么是"热入血室"？　173

小柴胡汤专治热入血室　174

叁　女性月经期间发热，晚上说胡话，刺期门穴

结胸是什么意思?　177

结胸证，可以刺期门穴　178

肆　《伤寒论》越学越魅力无穷——白虎汤证的启发

白虎汤证有四大特点：脉洪大、大热、大汗、大渴　180

生石膏的妙用　181

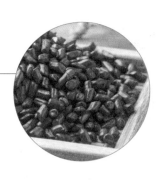

决明子

出麻疹后，高热不退，喝白虎汤　182

发热不退，喝白虎汤清热　183

身体特别虚的人，用白虎汤要加人参　184

吃多了肥甘厚味导致前额痛，喝白虎汤　185

伍　身体高热，用白虎汤清热

肚子疼、胀满、气色不好、说胡话、遗尿，用白虎汤　187

白虎汤对应的是秋天，是一个清热的方子　189

陆　白虎汤加人参汤，二合一效果惊人

体虚的人用白虎汤，需要加人参　193

脉浮，发热没有汗，不能用白虎汤　195

身体虚、肚子胀闷、身体沉重、遗尿，用白虎加人参汤　197

患外感，高热的时候，用点生石膏　197

柒　口苦、咽干、胃口不大好、眩晕，喝小柴胡汤

舌诊很厉害　199

舌头的形状是尖尖的，上面有白苔，

干燥或是湿润，舌苔很厚，用小柴胡汤　201

口苦、咽干、目眩、不欲饮食、往来寒热、

胸胁胀满、烦躁、失眠多梦，喝小柴胡汤　202

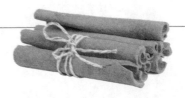

肉桂

捌　小柴胡汤不仅治感冒，情绪失常也能用

心烦、恶心、呕酸水、两胁痛、

胃口不好、胸闷、失眠、多梦，喝小柴胡汤　204

小柴胡汤是少阳证的主方　205

感冒过后正气不足，但凡有一个小柴胡汤证的症状，

都可以用小柴胡汤　208

情绪不好，吃加味逍遥丸或用小柴胡汤加味　209

玖　大柴胡汤和小柴胡汤的区别在哪里？

当寒邪侵犯身体时，我们身体的抵抗有 6 个层次　212

少阳证的主要表现　214

大柴胡汤跟小柴胡汤到底有什么区别？　215

没有大黄就不是大柴胡汤了　216

大黄用好了能救命，用不好就会伤人　217

拾　大柴胡汤，用法很广

伤寒发热、眼睛疼、失眠、鼻干、

大便不通、出大汗，喝大柴胡汤　219

胃溃疡，必须用大柴胡汤　220

慢性胆囊炎，用大柴胡汤　222

情绪不好导致的吐血病，用大柴胡汤　223

高良姜

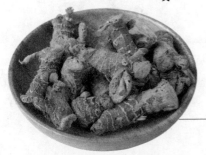

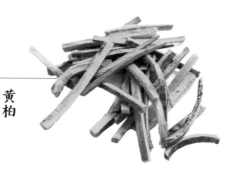

黄柏

| 第六章 | 外邪入侵，补足正气为首要

壹　身体处于危重阶段，用乌梅丸

　　什么是厥阴证？　228

　　厥阴证的类型　229

　　寒热错杂，或者上热下寒时，就用乌梅丸治　231

　　情绪不好会导致腹泻　234

贰　怕风、怕冷、出汗多，喝白术附子汤

　　发热、头痛、汗如雨下，用白术附子汤　237

　　风湿和类风湿是两种病，中医治法都一样　239

　　受寒之后导致肌肉萎缩，喝白术附子汤　240

　　阳气不足导致眩晕，喝白术附子汤　242

叁　暖肝、补肾，喝吴茱萸汤

　　"伏气"是什么意思？　244

　　什么是少阴证？　245

　　少阴证跟肾和心有关　246

　　有少阴证的人，正气不足，身体严重衰退　247

　　少阴寒化证　248

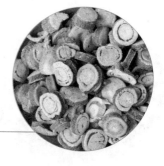

甘草

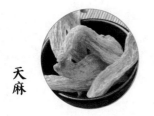

天麻

少阴热化证　249

晚上睡不着觉、身上难受、舌头是白的、

头顶痛、肾气不足，用吴茱萸汤　249

肆　补阳气，喝吴茱萸汤

耗肾的地方非常多，你要特别注意　253

吐清水、夜里烦躁、舌质淡嫩、

舌苔上都是唾液、脑袋上面疼，喝吴茱萸汤　255

吐清口水、浑身怕冷、头顶痛、经常咳嗽，用吴茱萸汤　256

烦躁、失眠，喝吴茱萸汤　257

受凉、生气、胸闷头痛、无力、嗜睡，喝吴茱萸汤　258

伍　脾胃阳气不足导致腹胀、腹泻，用理中丸等药

伤寒后肚子胀满，想吐，闹肚子，怎么办？　260

太阴证的表现有哪些？　261

受冷后腹部冰冷，腹痛，吃附子理中丸就好　262

手脚冰凉、腹部凉、肚子疼伴随着腹泻或便秘，

吃附子理中丸　263

平素就脾阳不足、肾阳不足的人要这样保护自己　265

陆　泌尿系统感染，喝猪苓汤

外感身热、自汗、头重、烦闷、睡不着觉，喝猪苓汤　267

泌尿系统感染、慢性肾炎、尿血，用猪苓汤　268

想喝水，但是小便不利，喝猪苓汤　272

慢性的尿路感染，喝猪苓汤，再用当归、地黄、麦冬　273

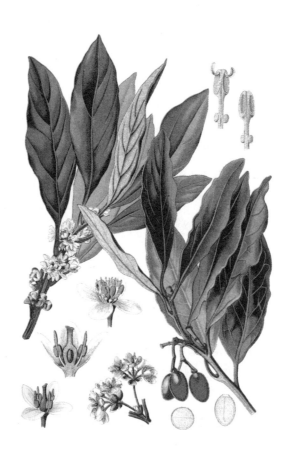

桂枝

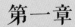

第一章

群方之冠：

桂枝汤

桂枝汤是《伤寒论》里的第一个方子，大家特别看重它。后世也有人说，桂枝汤是"群方之冠"，它是张仲景排第一的方子，是最厉害的。

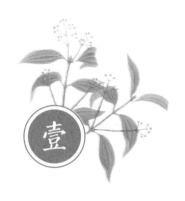

欲知《伤寒论》，必读许叔微

读伤寒论，知其然，还要知其所以然

许叔微是治疗伤寒的名家，经方派的创始人之一。其实，《伤寒论》写完以后，它就不断地被后世的人弄丢。唐代的孙思邈，上半辈子都没看过《伤寒论》，他说"江南诸师秘仲景要方不传"，江南有一些名家的家里有张仲景的《伤寒论》，他们把方子抄完了给别人用，但绝不把这本书传出来。所以，孙思邈上半辈子都没看到过这本书。

到了宋代，政府重新刊印，这时候就出现了一些像许叔微、朱肱这样的名家，开始应用《伤寒论》里的方子。

实际上在他们之前，中医对理论方面的研究还不够。因为在宋代，包括宋代之前，大家都特别热衷于收集方子。碰到头疼的病，老百姓用了有效的方子，就整理起来出书。所以，直到宋代，整个医学界，大家都在收集方子。宋代的《太平惠民和剂局方》，就是以方来治病的。

在宋代，中医理论是被大家忽略的。但从宋代开始，很多人就意识到了这个问题，比如许叔微，他就开始讲张仲景的《伤寒论》里边的道理，他为什么这么用药？他的方剂应该怎么用？张仲景所用的方子的原理是什么？他特别严谨地把张仲景的思路给您讲得很清楚。

张仲景的方子特别精到，一个方子里边用的是什么思路，比如有三个方向的思路，那后世的人就可以增加、调整药材——这个方法是张仲景提出来的。比如苓桂术甘汤，茯苓是祛湿的，后世的人就可以多增加几味祛湿的药；桂枝是温阳的，就可以增加点其他温阳的药；白术是补脾的，也可以再增加其他补脾的药；甘草是和中的，如果您的方子中有祛湿、补脾、温阳这几个方向的药，还可以再增加这几个方向的其他药。

当时大家用成方用得太多了，不怎么讲原理，其实这有很多问题。于是，许叔微就开始给大家讲，方子应该怎么用，什么情况下又能怎么用，里边有什么道理……

许叔微是一个辨证大家，他把辨证论治提升到了一个相当高的地位，他认为方子必须要在辨证体系的指导下，有指征了才能用，您不能拿来就随便乱试。在许叔微的医案里边经常碰到别的医生辨证不清乱用药，有时候他说话也不客气，经常说，"这个庸医没治好"。许叔微讲道理，经常说"非汝所知"，就是道理您不懂，所以您用不好，您不看书您怎么能懂？

不看书，也不懂理论，却拿了方子来乱套。什么症状，属于什么汤证，该用什么方子，为什么这么用，许叔微就把辨证讲得很清楚。所以，他对中医的发展、贡献就是摆脱了单独的方子，把方子放到汤证、辨证体系、中医理论里边使用。

许叔微是经方派的创始人，他把《伤寒论》里的方子用得特别好，他对推广经方、推广《伤寒论》及辨证体系特别有贡献。

《伤寒论》是人们跟瘟疫斗争过后的智慧结晶

许叔微写了一本书叫《伤寒九十论》，有 90 个医案，这是中医历史中最早关于《伤寒论》的方子的书。

但是我讲的时候，也把里边的道理给大家讲出来了，方子就大概介绍一下，因为如果我们真要学的话，《伤寒论》的课程特别多。学中医的人，如果把《伤寒论》学好了，看病就非常厉害了，能横扫一片。因为您"理法方药"都会了，思路都会了，您就可以扩展，不一定守着方子，您的思路正确的话，怎么治疗都是得心应手的。所以，对于一个学中医的人来讲，学习《伤寒论》是永无止境的，是要学习一生的。

明白了《伤寒论》中的道理，对大家接触中医有好处，将来调理身体时，您可能就调理得更好，所以大家可以学习一下。

张仲景写《伤寒论》是因为家族受到瘟疫很大的影响，他家里三分之二的人都因为疫情去世了，可想而知，在当时的中华大地上，受瘟疫影响而死的老百姓就更多了。所以，张仲景发愤图强，研究医学，写出了《伤寒论》这本书，这都是他跟瘟疫斗争过后的智慧的结晶。这些内容我们如果不学，就太可惜了。

不仅要学许叔微的医案，更要学许叔微做人

我由衷地感觉到中医的普及之路还很漫长，有时候挺让人着急的。我记得当年读硕士上《伤寒论》的课时，那位老师是一个名家，我跟他说："老先生，《伤寒论》这么有用，每年大型流感暴发，老百姓在医院都挤满了，为什么我们不能组织起来，用《伤寒论》的方子给大家解决这些问题呢？"老师笑一笑，说："嗨，没人组织这个事。"

我当时就特别不理解，这是应该做的事。那么多方子，经过几千年传承的经验，怎么每次流感来袭，医院里面爆满，一茬又一茬的人在办公室里咳嗽、发热，就没有人去管吗？

现在，我的心里同样有这个疑问，我觉得非常遗憾。所以，许叔微说的内容，我要好好跟大家讲一讲，大家学习这些思路，就可以治疗疾病。

另外，许叔微这个人也是我们要学习的。他生活在一个很乱的年代，那时候的老百姓很穷，所以他给老百姓看病不收钱，也正因如此，他被奉为当时的济世活人。

后世的医家，再狂的人，也没有对许叔微提出什么异议的。

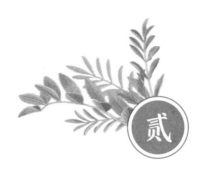

桂枝汤，
《伤寒论》第一方

桂枝汤证

桂枝汤是《伤寒论》里的第一个方子，在讲桂枝汤前，我们先来了解一下，什么是汤证？

《伤寒论》是中医临床的基础，它建立起了一个辨证体系，这个体系里边很重要的一点，就是用一系列证候来定位一个人的身体患病状态，以此确定用什么方子。后世辨证论治的证，其实都是从这儿来的。当具备证候时，您就可以用这个方子，而且效果特别好。这些证候我们联系起来就叫汤证。

了解汤证后，我们借许叔微的《伤寒九十论》中的第一个医案来讲桂枝汤。

第一个医案说，有一个叫马亨道的人，在庚戌年的春天，得了外感病，开始发热、头痛、鼻鸣、恶心、自汗、恶风。发热和头痛不必过多解释，那什么是"鼻鸣""恶心""自汗""恶风"呢？

我理解的"鼻鸣"，就是当您的鼻子堵住时，您就会使劲，想让它通，有时候稍微通一点，就有声音，这就叫鼻鸣。

"恶心"是指外感时患者自觉胃不舒服，有种要往上呕的感觉；"自汗"是指稍微一动就往外冒汗；"恶风"是指患者害怕吹风。

许叔微就说，把这些病症连在一起，就是桂枝汤证。

古代叫桂枝证，现在我们叫桂枝汤证，它有什么证候？就是许叔微讲的这些，"发热、头痛、鼻鸣、恶心、自汗、恶风"。也正如张仲景在原文中所说，"太阳中风，阳浮而阴弱，阳浮者，热自发；阴弱者，汗自出。啬啬恶寒，淅淅恶风，翕翕发热，鼻鸣干呕者，桂枝汤主之。"

主要证候就是刚刚感受外寒时，身体发热、出汗、怕冷、怕风等。每个人反应不同，有的人没有汗，而有的人一动就出汗，这种人非常吻合桂枝汤证。

桂枝汤特别简单

桂枝汤特别简单，它是张仲景的《伤寒论》里的第一个方子，说明他很重视。

桂枝汤原方是"桂枝三两"，就是现在的9克。张仲景时代的一两，我们现在都折算成一钱3克。但后来我们考察，发现汉代的一两相当于现在的15克。所以，严格地说，桂枝汤原文的三两，应该是将近50克，但是我们后代用的量都很少，就用9克。

第二味药是芍药，三两，现在也是用的9克。

桂枝汤

配方

桂枝三两（9克），
芍药三两（9克），
炙甘草二两（6克），
生姜三两（9克），
大枣12枚（9克）。

功效

治疗受到外邪时的头痛发
热，出汗恶风。

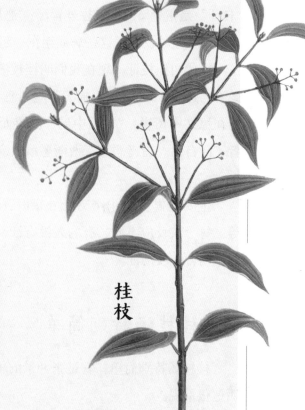

桂枝

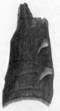
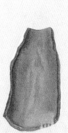

枝〔主治〕发汗解肌、
温通经脉。

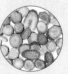

桂枝　　　芍药　　　甘草　　　生姜　　　大枣

炙甘草二两，现在用6克。生姜三两，切成片。大枣12枚，掰开。

这就是桂枝汤原来的方剂组成，很简单，桂枝、芍药、炙甘草3味药，加上生姜和大枣。

我现在开桂枝汤，很少开这么少的量，可以多开点，在喝药时才有讲究，不是让患者一下都喝下去。张仲景说，先喝一碗看出没出汗，加碗粥，再喝一碗药，再喝一碗粥，看出没出汗，出汗了就别喝了，没出汗就接着喝，喝到出汗为止。

所以，虽然它的量很大，但是它的尺度是您的身体微微出汗。

这是桂枝汤里边的道理。所以，大家不用纠结剂量，以出汗为度。每个人的身体状态不一样，体质不同，所以喝的量也不一样。

桂枝汤中的芍药是白芍还是赤芍？

桂枝汤这个方子里还有一个问题，您去药店买芍药这味药会有白芍和赤芍两种，白色的叫白芍，赤红色的叫赤芍。

这两种药到底该用哪一种，张仲景没说，他只说用芍药。后世的医家认为，在张仲景的时代，很可能不分白芍和赤芍，到后世才逐渐分出来。

许叔微就遇到了这个问题。马亨道得了外感病，出现发热、头痛、鼻鸣、有点恶心，有想呕吐的感觉，自汗、恶风，这一系列的病症就是桂枝汤证。但桂枝汤还开不了，因为许叔微当时住的仪真（现在的江苏仪征）正好有以张裕为首的一支骑兵队伍（北宋打了败仗的散兵游勇和当地的土匪结合在一起形成的）。这支队伍到处打，把仪真攻破了，所以当时仪真兵荒马乱的，不好买药。许叔微去买芍药没买着，他就赶快到自己的园子里边采了芍药（赤芍），放在方剂里。旁边别的医生就说："这是赤芍药，我们开桂枝汤都是用白芍，赤芍怎么能用呢？"许叔微说："我就是要找赤芍。"

马亨道喝了一次没出汗，再喝一次就出汗了，外邪解掉了，病就好了。

这个病例里面许叔微要论述的是什么？

他说："仲景桂枝加减法，十有九证，但云芍药，《圣惠方》（宋朝官家看的书）皆称赤芍药，《孙尚药方》皆曰白芍药。《圣惠方》，太宗朝翰林王怀隐编集，孙兆为国朝医师，不应如此背戾。然赤者利，白者补。予尝以此难名医，皆愕然失措。"

张仲景写的桂枝汤里边，只说了芍药，但到底是赤芍还是白芍没说，《圣惠方》里边张仲景的桂枝汤都写的是用赤芍药，宋代御医孙用和写的另外一本官家看的书《孙尚药方》说用白芍。

许叔微就说《圣惠方》是太宗朝翰林王怀隐编集的，《孙尚药方》是国朝御医编撰的，两个人的观点不应该矛盾到这个地步。

一般我们认为，赤芍是通利的，白芍是补的。桂枝汤里边到底应该用白芍还是赤芍呢？许叔微就说："我曾经问过很多有名的医生这个问题，大家都愕然失措，不知道该怎么回答。"

这就奇怪了，桂枝汤是《伤寒论》的第一个方子，张仲景只写了芍药，可是后世有赤芍、白芍两种，到底该用赤芍还是白芍？这是留下来的问题。

人们从唐代就开始讨论这个问题，研究到底是怎么回事。到今天，偶尔还有人在争论这个问题。而许叔微觉得应该用赤芍，他是用赤芍的代表人物。

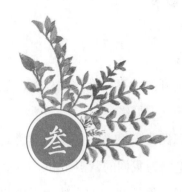

外感风寒，喝"群方之冠"
桂枝汤

发热、出汗、怕冷、鼻鸣、干呕、头痛、恶风，用桂枝汤

桂枝汤是《伤寒论》里的第一个方子，大家特别看重它。后世也有人说，桂枝汤是"群方之冠"，它是张仲景排第一的方子，最厉害的。那桂枝汤到底是治什么的？

它治外感风寒，即外边的风寒侵袭人的身体以后，正气不足引起的证候，我们叫表虚证。

外感风寒表虚证的人会发热、出汗、怕冷、鼻鸣、干呕、头痛、恶风。其中，最重要的是怕风、出汗。感冒刚开始，一摸患者的额头、腋下、后脖子，都有汗。这时我们就可以用桂枝汤。

桂枝汤就只有3味药，桂枝、芍药、炙甘草，再加上自己切的几片姜，放几个掰开的大枣，熬水喝就行。这种情况用桂枝汤为什么能治病呢？效果还立竿见影？

桂枝汤的思路是调和营卫，这是非常重要的中医概念。张仲景认为外感风寒就是因为我们的营卫不和。

什么是营卫？保护我们的身体免受外界侵袭的，是营卫之气。营卫之气从脾胃来，是脾胃吸收了水谷精微物质化成了气传到全身。

营是体液、组织液一类的物质基础，在脉里边走；卫气是彪悍之气，在脉外边走

营和卫有什么区别？《黄帝内经》讲"清者为营，浊者为卫"。营在脉中，卫在脉外。营是体液、组织液一类的物质基础，它在脉里边走；卫气是彪悍之气，在脉外边走。营属阴，卫属阳。所以，这两者一个是脉里边走的物质基础，一个是外边行走的力量。

营卫之气在全身循环，保护我们的身体，濡养五脏、四肢百骸，为体表提供"防御部队"。身体正常的情况下，它们的循行是互相配合的，营气也叫"荣气"，在脉里边，它是物质基础，为卫气提供营养来源。当身体出问题时，营卫之气配合不好，这时候就会出汗。

张仲景说："以卫气不共荣气谐和故尔"。这两个配合不好，就有两种情形，一种是卫气特别强，荣气营养不足，很弱，荣气不能吸附住它，因为卫气走得太快了，就会出汗；另外一种是卫气弱，营气比较强，卫气控制不住营气，营气从里边出来，也会出汗。

实际上无论是卫强营弱，还是营强卫弱，它们都是互相影响的。

营卫之气都是脾胃吸收了食物的营养物质转化而成，输入全身，

营气是在脉里边的营养物质，卫气在脉外边保护我们身体。

《黄帝内经》也有说法，"卫气出于下焦"，其实它是从中焦出来的，但是只有肾阳的功能强了以后，卫气才能真正有温煦的作用。所以，《黄帝内经》说卫气出于下焦，实际上也是出于食物的营养物质了。

营卫之间平时运行特别和谐，我们的身体就正常。如果它俩不和谐，我们身体的防御系统就出问题了。营卫不和的一个很明显的表现就是出汗，比如，当您的身体虚弱时，营卫之气会互相不和谐，就会导致外邪入侵，这时候要调和营卫。

🌀 桂枝汤只有 3 味药，加上生姜、大枣是怎么治病的？

调和营卫最著名的方子就是桂枝汤，它是怎么调和营卫的？张仲景的方子为什么这么牛？这里边就只有这几味药，每一味药都指向一个方向。他奠定了基础框架以后，后世的人就可以往里边添、改，著名医家张锡纯就经常改方子，明白意思了就可以改。

桂枝汤就只有 3 味药，加上生姜、大枣，它怎么能够调和营卫呢？

第一味药是桂枝，它的药性是辛温的，是热的，能通阳助卫，通营气，帮助卫气流通。外感风寒表虚证患者营卫不和，防御系统运行不畅，用桂枝通，能让卫气运行得更好。

第二味药是芍药（这里是白芍），它的性味是酸寒的，能敛阴，把营气收敛回来。也就是说，如果患者的营气不足，芍药就能把营气给补足。

一个卫气，一个营气，一种药调整一个。桂枝走得快，得了芍药以后，有芍药酸收，就不至于走得太快；芍药的药性是寒的，得了桂枝，就不至于太阴寒，因为桂枝能让气活动起来。

第三味药是甘草，它的性味甘平，能和中，补脾胃，调和诸药，坐镇中焦。与芍药搭配可酸甘化阴，滋补营阴。

最后再配生姜、大枣。生姜温热，能帮助桂枝通阳助卫；大枣养血，能帮助芍药养血和营。

所以，这个方子有调和卫气，补营气的思路。

寒、温的药放到一起，刚柔相济，桂枝、生姜能够发汗，芍药又帮您收敛，您喝完以后，微微出点汗病就好了，这就叫调和营卫，是我们需要理解的桂枝汤的第一层含义。

桂枝汤，还调脾胃

桂枝汤的第二层含义是什么？

营卫之气都是出自中焦的，是吸收脾胃营养物质的，而桂枝汤中的桂枝、生姜、大枣、甘草都是调脾胃的，所以桂枝汤能调脾胃。

桂枝汤里边的芍药如果翻一倍的话，加点饴糖，就是小建中汤。如果您再加黄芪，就叫黄芪建中汤。很奇妙，桂枝汤跟小建中汤和黄芪建中汤的药味差不多。

小建中汤和黄芪建中汤是干嘛的？也是建中焦，补脾胃的。

桂枝汤为什么变一下就变成调脾胃的了？

大家看到的桂枝、生姜、大枣、甘草是不是都是调脾胃的？桂枝树的皮就是肉桂，其实有时我们后世搞乱了肉桂和桂枝，人家开的是桂枝，我们以为是肉桂。桂枝有温阳，调脾胃作用。

生姜、大枣是调脾胃的，张仲景的方子如果要保护脾胃的话，就放生姜、大枣。

日本料理的"料理"两字是从张仲景的方子里来的

日本料理为什么叫"料理"？"料理"是照顾患者的意思，当年照顾患者总是用生姜、大枣这些东西调理患者脾胃，慢慢地，这些东西就转到做菜里边去了。所以，日本料理的"料理"两字是从张仲景的方子里来的，体现出了药食同源的道理。

我们看到桂枝汤时，一定不要只想到它是发汗的，您要想到它方子中的生姜、大枣是调脾胃的，因为营卫之气实际上是从中焦脾胃来的，它吸收了食物的营养物质以后，输布全身。只不过现在您的吸收能力弱了，输布能力弱了，通道出现障碍了，那就用方子帮您一边强壮脾胃，一边通开营卫之气的输布通道。

桂枝汤为什么原来叫作阳旦汤？

桂枝汤本身的含义就是调脾胃的，人体的阳气因脾胃而滋生。所以，张仲景把这个方子放到《伤寒论》的第一个，意思还是非常明显的，人体的阳气才是最关键的，这个方子里边哪有清热解毒的药？哪有杀灭病菌、病毒的药？

都没有，是调脾胃的。

张仲景写《伤寒论》时，借用了《汤液经法》里用来补阳气的方子（阳旦汤），并把名字改了，用方中桂枝来做方子的名字。

阳旦汤，当时的立意是什么呢？桂枝是调肝的，味辛，升肝的阳气，就是补阳气的。

脾胃为什么弱？是肝出问题了

我们的脾胃为什么会失和？脾胃为什么弱？很重要的一点，是肝出问题了，肝气郁结。桂枝能够升肝的阳气，芍药是敛肝的。如果把肝气调好了，肝属木，脾属土，木不来克土了，让土正常发挥，脾胃就能恢复了。所以，这个方子的另外一层意思就是它通过调肝，让脾胃恢复过来。

所以，桂枝、芍药，再加上生姜、大枣、甘草，它是调肝的，再加上补脾，形成了一个疏肝，减轻脾的压力的思路。

患者现在是因为脾胃之气不足，导致营卫之气运行不畅，一定是疏通的能力出问题了。肝主疏泄，桂枝、芍药都是调肝的，如果肝的疏泄能力增强的话，营卫之气通行就没问题了。

如果这么想的话，这个方子就很有意思了。像把里边的芍药翻了一倍，再加点黄芪、饴糖，就是黄芪建中汤。

我一般用黄芪建中汤治情绪不好引起的胃溃疡，效果特别好。所以，如果您真的理解这些了，您就会发现人体是一个整体，各部分互相影响。

张仲景那个时代，他出方就特别奇妙，我们怎么知道情绪和脾胃有关系？张仲景就用了，他这么一调理，肝就疏泄了，脾胃就恢复了，营卫之气就得以通畅。这样，身体微微出汗，防御部队到达了指定位置，把外邪祛除出去了，病就好了。

如果您这么理解桂枝汤，就会发现很好玩。我跟大家只是这么讲一讲，实际上如果真的要聊，《辅行诀脏腑用药法要》（简称《辅行诀》）里会聊出很多东西来。我们治病，要用性味归经。

有时候您刚喝了药，就觉得开始见效了，为什么？是性和味来调的。辛酸化甘，甘味入脾，它调的是脾胃。通过调肝来调脾胃，这个思路特别有意思。

当您有外感，被风吹了，就开始打喷嚏、流鼻涕、浑身发紧、不断出汗，就一定是中焦虚弱、脾胃虚弱、正气不足。

现在，患者的营卫不和，所以人就会出汗（自汗）。也有的人平时就总出汗，他这是卫气不足，没有约束了，营气就直接从里边透出来了。

但是无论是什么情况，您只要看这个人不断地出汗、冷、怕风，有点感冒了，第一时间就喝桂枝汤，基本上百发百中。

为什么说这个方子是群方之冠，张仲景把它排在第一个？它的组方特别精妙，效果特别好。它是扶正的，这里边调脾胃、调肝的思路都有了，调和的是您的郁结。气血不通行了，就增加您的脾胃功能，让您的气血通行起来。我们调脾胃的方子里几乎都有生姜、大枣，就是从张仲景这里来的。

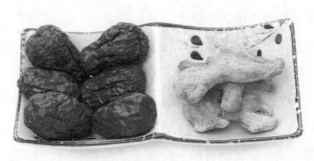

大枣　　　　　　　生姜

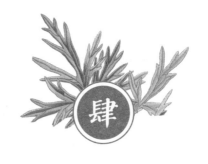

白芍补，赤芍泻，
用法别出错

白芍、赤芍有什么区别？

桂枝汤作为群方之冠，您看着很简单，就3味药加上生姜、大枣，但是这个方子的含义还是比较深的。

因为张仲景开方写的是芍药，到底是白芍还是赤芍？许叔微为什么说要用赤芍？我来跟大家解释一下。

从我们对文献和《神农本草经》(简称《本草》)的研究来看，在张仲景的时代，是不分白芍、赤芍的，后来人们才逐渐认识到有白芍、赤芍之分。所以，您现在去药店看，白芍是一味药，赤芍也是一味药。

它俩都是芍药，那白芍、赤芍怎么区分？

南北朝时期，写《辅行诀》的陶弘景说有白芍、赤芍之分，白芍是白山、将山、茅山（江苏）的最好，大概分布在今天的江南一带。现在，白芍的最佳产地其实在杭州一带，浙江的杭白芍最好。但是非

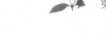

常遗憾，因为杭州附近现在太富裕了，大家不屑于种这种芍药，所以杭白芍特别少了。浙江附近的白芍产得很多，比如说仪征，那里就非常多。

陶弘景说，其他地方也有赤芍，"赤者小利，俗方以止痛"，它是通的、泻的，止痛的。后世越区分越多，唐朝基本上就已经明确，白芍是敛阴的、补阴的，赤芍是泻的。到宋代，许叔微就曾经问那些名医这个问题，大家都觉得很混乱。

后世，大家把两者的功用实际上已经区分得比较清楚了。白芍是敛阴的，它酸甘，微寒，擅长养血、调经、平肝、止痛，能够敛阴止汗。赤芍的作用和白芍有重叠的地方，但是它主要的作用是通，它的药性是微寒的，能够散瘀、止痛、活血、清热、凉血。

白芍和赤芍到底是什么植物？实际上说法不一样。古代，李时珍等有一种说法，就是开白花的是白芍，开红花的是赤芍。这是说法之一，但是因为白芍开出来的花有白，有红，所以这个说法是不确切的。

还有一种说法是，我们养殖的、种植的是白芍，野生的是赤芍。现在确实有一些野生的芍药，采来当作赤芍。

根据陶弘景讲的，在南北朝时，江南一带产的是白芍，其他都是赤芍。实际上后来根据文献调查，可能西北高原、海拔稍微高点的地方，产的是赤芍。

张锡纯也持这个观点，他以前没见过赤芍长什么样，后来到了东北，开设立达中医院，在那里看到了赤芍。所以张锡纯就知道了，赤芍是这样的。

现在我们基本上认为，把根切片，煮完了再晒干的是白芍。像西北、东北的山里边野生的，不需要炮制，拿来直接晒干的就叫赤芍。有时我们会把它们放在一起用，让效果更全面一些，有时候也会互相换一下。比如说，养血的四物汤里边就是熟地黄、当归、芍药、川芎。如果患者瘀血不严重，需要敛肝阴的话，我们一般就用白芍；如果患者有瘀血，气血不通畅，我们就用赤芍。

张仲景的桂枝汤里到底是赤芍还是白芍？

张仲景的桂枝汤里到底是赤芍还是白芍？

我客观地跟大家讲，临床中绝大多数医生，在桂枝汤里用的都是白芍。但在张仲景那个时代，他只讲芍药，实际上在《神农本草经》里边，他讲芍药的功效是以通为主，化瘀等等。

我觉得和张仲景的时代对比，很可能张仲景用的是赤芍，许叔微的观点是对的。但是随着中医的发展，大家把芍药细分出来好多功效，发现白芍很有特点，用在桂枝汤里边可以调和营卫，效果很好，所以白芍就越用越多。

我觉得每个病例是不一样的，像马亨道这个病例，他发热了，这说明他的营卫不和很严重，身体想要往外排邪，但排不出来，这时候患者就需要通，所以许叔微主张给这样的患者用赤芍。

对于一般的，刚刚受风寒，怕风、怕冷、流鼻涕、身体出汗、胳膊骨节酸痛的人，需要用桂枝汤时，我的经验是，如果没有发热的人，简单地调和营卫，用白芍就可以了。

为什么现在很多人都用白芍？因为现在的人一般都得的不是特别重的感冒，所以用白芍，效果就可以了。如果您有发热，可以换用赤芍把经络、气血一通，营卫通开了，效果也非常好。

许叔微的医案里面，马亨道这个人第一个症状就是发热，说明他发热的症状比较明显，所以方中用赤药。

喝完桂枝汤，一定要喝一碗热粥，再盖上被子

桂枝汤是《伤寒论》里的第一个方子，讲得特别细，张仲景说这个药是要弄碎的，这样它的量就很大了。

当时，桂枝用三两，将近50克（我们现在把这个方子变小了，我一般用20克或者30克桂枝。），炙甘草用将近30克，生姜切50克，大枣用了12个。

然后用小火慢慢煮，把7升水煮剩3升，把渣去掉以后，放温，服一升。服完了以后，喝热稀粥一碗。

喝什么稀粥？我的经验是什么稀粥都行，大米粥、小米粥都可以，因为五谷是养胃的，喝点粥，能和脾胃之气，让脾胃有些力气。

患者喝完粥以后，拿被子或者衣服盖上，使身上微微出汗时最好，不能哗哗地流汗。

有人说，"邪气不出来能痛快吗？"

不是的。哗哗地流汗，营阴外泄会导致您的体内津液不足，身体反而没法防御外邪了。所以，要保护营阴，不能哗哗地外泄。并不是说汗出多了邪气就跟着排出来了，我们让他微微出汗，就代表营卫已经调和了，气血运行通畅了。

出汗不是目的，出汗只是一个结果。营卫调和，气血运行正常，可能比平时要兴奋一点，通畅一点，这是"抗敌"的最好状态。您如果跟

平时一样也不行，这时候还是要兴奋一点。

不可哗哗地出汗，这样会伤自己的阴分，病反而更严重。如果您出汗了，张仲景说后边就不用喝了；如果没出汗，您就再用前面的方法再喝点粥。

有的人喝一次就出汗了，有的人喝好几次，还要加上泡脚，还得艾灸一下穴位才能出汗。所以，体质不一样，中邪的程度不一样，用药也是不一样的。

张仲景把这个方子后边怎么喝，给您写得很详细。**所以，我觉得作为中国人，每家都要有一本《伤寒论》，这就是古代的瑰宝，没认真读过，您看一眼也行。**

✿ 服桂枝汤时要注意什么？

忌生冷、黏滑、肉面、五辛、酒酪、臭恶等物。

张仲景说，病重的人，一剂药，你就不断地服，一定要把汗发出来，让经络通畅，营卫调和才行。

这时候应"忌生冷、黏滑、肉面、五辛、酒酪、臭恶等物"，因为桂枝汤要通过气味来调和内脏，所以他的禁忌也写得很清楚。现在我们喝中药没那么多忌讳了，但能忌讳的就忌讳一下，那种油腻的、辛辣的东西都要控制一下。

张仲景的这段话给我们指出了几个要点。

第一，不要空肚子发汗。实际上桂枝汤是疏肝、调脾胃的。很多人空肚子喝桂枝汤，没加粥，就发不出汗来。当有谷物、粥进到脾胃以后，脾胃才开始启动，我们叫启动卫气。这时候您借这个势把脾胃吸收营养的功能发动，脾胃吸收食物的精微后，就会向全身输布营养物质了。

所以，不可以饿着肚子发汗。我曾经尝试过，当年做学生时想泡脚发汗，在东北天很冷，泡脚，怎么泡都不出汗。后来我想明白了，我饿着肚子，汗就出不来，所以我赶快吃了碗饭，喝粥，然后浑身开始出汗了，就真的这么神奇。所以，要有胃气，胃气是营卫之气的来源。胃里边有点食物精微进来了，营卫之气才能运行起来。

第二，**不要发大汗**。张仲景原文的那一段话明显在告诉我们，大家有一个误区一定要走出，就是大家总觉得我们的邪气是随着汗出来的，所以我就使劲发汗，但不是这样的，这是您的想象。张仲景说，大汗淋漓，"病必不除"。

微微出点汗代表身体气血通畅，运行比较旺盛了，营卫开始调和，运行顺畅。

大家一定要记住，这时候不能发大汗，发大汗可能表虚会更明显，您可能更容易得病。

第三，**中药的剂量**。好多人说，西医的药，一天就吃半片、一片或两片，它是一定的，这合理吗？一个特别高大的人，跟一个瘦小的人，吃同样的剂量，合理吗？所以中国古人特别聪明，他是根据您的身体的反应来定您的剂量的，您可以多熬，但是您的剂量在汗微微一出来就到量了，没出汗就说明没到量，您得接着喝。

因为人的体质不同，身体的根基不同，一年四季您遇到的邪气可能不一样，中邪的深浅也不一样，您能吃一样的药吗？不能。今年用的药，您可能吃一服就行，明年这个时候您可能就不是这个药和量了。所以，您吃的药和量是随时在调整的。

这个是桂枝汤给我们建立的法则，大家一定要了解。您别看我抓那么多药，不是都喝的，出汗以后就不用喝了。

外感风寒，第一时间喝桂枝汤，基本上一次就能解决问题

桂枝汤中的外感叫表虚证，为什么汗出来了？因为体表虚，营卫气不调和，所以一动就出汗。

如果这种表虚证碰到了风寒外袭，您第一时间喝桂枝汤，基本上一次就能解决问题，很少说要再喝的。

我怎么用桂枝汤调脾胃、扶正，让经络更通畅，让营卫运行更加顺畅？怎么用桂枝汤把外邪祛除出去？这是张仲景教给我们的法则，非常好用。

后世张锡纯他们在这个方子中加了点别的，这都是可以的。桂枝汤的基础在这儿，平时如果有点正气不足，气虚，容易喘、累，风一吹开始微微出汗，总怕风、怕冷，鼻子有点堵，一憋还有声，这时候我们用桂枝汤，效果就很好。

从古代开始，大家就发现桂枝汤这个方子不仅可以用于外感，您有了别的内伤疾病，用桂枝汤也一样好。后世医家徐灵胎都说过这样的话，治疗外感时，桂枝汤调和营卫；治疗内伤病，桂枝汤调和阴阳。

桂枝温热的，生姜热的，芍药酸敛，敛阴的，大枣养血，加上甘草调和它们，就形成了这个调阴阳的方子。

多种疾病，都可以用桂枝汤治好

为什么把桂枝汤放在《伤寒论》的第一个？

《伤寒九十论》里边，许叔微就是用桂枝汤治疗外感病的。

营卫不和，卫强荣弱（营弱），逼迫营阴外出，出现自汗，是外感病的一种状态。

患外感病的人一定是正气不足，脾胃不足，营卫之气运行不能协调的。这就是表虚。

那什么叫表虚证？营卫最后在体表保护您的身体，外寒、风寒侵袭进来后，您出现的症状和体征就统称为表虚证。

最主要的指征就是怕风、怕冷、自汗，还兼有胃肠不适，往上呕、鼻鸣、发热等症状。

　　在遇到外感病时，您如果第一时间能用上桂枝汤，这就非常好。我用得非常多，一旦出现了这个问题，用上，立竿见影。

　　张仲景为什么把桂枝汤放在《伤寒论》的第一个？这说明这个方子用到的比例非常高，因为气特别壮的人很少，气虚的，感寒邪的人比较多，所以，桂枝汤证出现得比较多。

阵发性发热，喝桂枝汤就有效果

　　我们聊一个刘渡舟老先生的医案，他是北京中医药大学的"伤寒"大师，是元老。

　　五十三岁的李女士，患有阵发性发热、汗出一年多了，每天发作两三次。"前医按照阴虚发热治疗"，治疗没有效果。大小便还没什么事。"视其舌淡苔白"，这个很重要，有桂枝汤证的人的舌质往往是淡的，舌苔是白的，有齿痕。这种人的舌头绝对不是鲜红的，大家一定要心里有数。

　　这个方怎么用？舌头是判断依据之一，舌质淡，不是鲜红的，上面的苔是薄白的，不是黄苔，往往有齿痕。脉比较缓，跳得没有劲。刘渡舟老先生说，这是卫气弱，控制不住营阴了。

　　因为脉的外边走着气，里边走的是营养类的物质。如果卫气不足，无力约束里边的营阴，营阴就会慢慢地出来，就会出汗。这叫营强卫弱，卫不护营，是营卫不和的一种表现。就像自行车，两个轮子总是协调不好，不走正道，车晃来晃去。

　　当营卫不和时怎么办呢？调和营卫。所以，我们抓住要点——舌头大，舌苔白，脉缓软无力，汗出、发热，就"用发汗以止汗的方法"来治疗，发汗不是目的，是为了调和营卫。所以，是用发汗的方法，把出汗止住。

刘老是怎么开的方子？桂枝9克，白芍9克，生姜9克，炙甘草6克，大枣12个。患者喝完药以后，喝点热的稀粥，多披点衣服，微微出点汗，病就好了。

我们一般会觉得这是不是更年期，但您抓住她出汗，舌头颜色淡的特点，就可以肯定是脾胃气虚导致的营卫不和，此时用桂枝汤，效果立竿见影。

我现在都让患者喝完桂枝汤以后，再喝点粥，如果有条件，可以再来一碗山药粉。对于那种刚刚得表虚证型的感冒患者，基本上喝一次就能解决问题了，再喝一次善后就可以了。

༄ 发热半年多，体温高达40℃，用桂枝汤3服就有效果

岳美中老先生是北京著名的中医老前辈，这是他治疗发热的一个医案。

张姓女孩，15岁，发热半年多了，体温高达40℃，多方治疗无效。

患者渴了，不能多喝东西，大小便没什么问题。舌质是淡的，这是主要的。同时，因为她一直高热，所以舌苔是黄的，但这不是根本。

患者一直发热，怕风，脉是浮的，这说明她有点表证，脉缓，跳得稍微有点慢，还时有汗出。桂枝汤证的大多数医案是时有汗出的，一定要抓住症结。

她曾经感受过风邪，被邪气伤了，没好，就导致营卫失和，有了发热、怕风、怕冷、出汗这些表现。抓住这些表现以后，再看患者的舌头是淡的，苔黄，就可以判断为营卫失和，就用桂枝汤。

　　岳美中老先生给患者喝了桂枝汤，我觉得其实可以用点赤芍，但白芍也一样见效。她用了3服，按照桂枝汤的方法喝，喝完了再加点热粥，病就好了。

　　经方的特点是，只要对症，这种功能性疾病就好得特别快。因为中医的病机分析对了以后，治疗效果是非常神奇的。

❀ 左半身经常出汗，右半身反而没汗，喝桂枝汤

　　再讲一个刘渡舟老先生的医案。

　　一位姓孙的先生，39岁，他的左半身经常出汗，右半身反而没汗，也没有其他不舒服。

　　刘渡舟老先生一诊他的脉，有点浮，也有点缓。一看他的舌头，舌苔薄白。大家记住，舌诊非常关键。

　　张仲景当年在《伤寒论》里边，提及舌诊的地方不多，所以每个汤证到底是什么舌象，怎么对应，我是认真地把这些医案汇集起来，然后去琢磨的。我们根据舌象，再根据汤证对应，就更准确一些。像桂枝汤，它的舌象就是舌质淡白，有齿痕，舌头胖大，就是典型的气虚、阳虚的舌象。

　　刘渡舟老先生写的就是"舌苔薄白"。根据这个病症，还有左半身出汗，右半身没汗的表现，他就判断，"此左右阴阳气血不相协和"，我们身体的气血是循行的，左右是阴阳的道路，如果阴阳不协调，就会出现左右不一致的问题。

　　这位患者出汗，所以应该"调和阴阳，令气血和则愈"，这也是刘渡舟老先生说的。他认为桂枝汤除了调和营卫之外，也调人体的阴

阳，当阴阳不协调时，就能用桂枝汤。

桂枝、生姜是升阳的，白芍是敛阴的，大枣是养血的，炙甘草是调和脾胃，也是调阴阳的。所以，刘渡舟老先生就给他开了一个方子，"桂枝9克，白芍9克，生姜9克，大枣12枚，炙甘草6克"。

患者服药以后，喝完热粥，出了点汗，病就好了。

桂枝汤也是调理阴阳的一个方子，当您的阴阳不协调时，就可以用桂枝汤。

风一吹，就觉得在往骨头里透，用桂枝汤8服就见效

再讲一个医案，是民国时期北京四大名医之一施今墨的女婿，祝谌予的医案。祝老很厉害，是中医的前辈，他后来在北京的协和医院，建立了中国中医治疗糖尿病的专科。

他治疗的患者骆某，男，50岁，1971年8月来看病。这时候已经是盛暑了，他仍然穿着棉衣、棉裤，觉得很痛苦。

我们有时候在街上都能碰到这种患者，大夏天的，他穿着棉衣、棉裤，他说他特别怕风寒，风一吹就不行，没事就出汗，但是越出汗越怕风。

如果把棉衣脱去，感觉风都要吹到骨头里边了，不知道有没有朋友有这种感觉。有人跟我形容过，说风一吹都透骨了，出的汗都是冷汗。祝老就根据他自汗，诊出患者是营卫失调。

这位患者平时吃饭少，胃口有点问题，这是脾胃虚弱的表现。他经常感觉很疲倦，没有劲，脸色是苍白的，舌头上面有齿痕，舌质淡白，上面唾液很多，是寒湿的状态，不是阳气很旺的表现。

　　大家学中医学多了以后，就会发现，中医掌握的是人体的一种状态，他们特别聪明，用天地之间的这些草药，来调整身体的状态。

　　祝老就给患者开了 5 服桂枝汤，结果患者 5 天以后来复诊，说已经不怕风了，能骑自行车了，而且脱去了棉衣改穿夹衣，汗也少了。又喝了 3 服药，就痊愈了。

　　这就是一个非常典型的内伤病的医案，但是他的病有可能是外感引起的。

　　卫表不固，体表的防御系统都要崩溃了，所以风一吹，就觉得在往里骨头里透。祝老一共用了 8 服药就解决问题了。

年轻人腰酸腿软、头晕耳鸣，怕风、怕冷、自汗，桂枝汤一喝就起效

　　这是刘渡舟老先生的医案，说的是重症虚劳。

　　一位姓刘的小伙子，18 岁，结婚了——这是很多年以前的医案，那时候结婚比较早。

　　这个小伙子平时身体就不好，气虚，婚后半年腰酸腿软、头晕耳鸣，小便频数而短，总是怕风、怕冷，双下肢觉得很冷，夏天仍然穿着棉衣，稍微一动，汗就出来了。他的胃口还不好，肚子胀，总感觉嘴里边甜甜的，有点腻。

　　晚上睡觉梦特别多，一想到女色就精力妄动，身体越来越衰弱。他就请医生去治病，吃了人参、鹿茸等大补的药，也没有什么效果。

　　刘老一看，患者形体很瘦，气虚，面色萎黄，不是那种红红的，气血旺盛的样子，神情疲惫，说话的声音很低，脉特别细、弱，舌质红嫩，苔少。过去的老先生们写的红，实际上是淡红。

这个病是因房劳过度，耗气伤精，脏腑功能失调，阴阳亏虚所致，应该调和阴阳，培本固气。但是，前面医生是按照补肾来治的，用人参、鹿茸，没效果。于是刘老就用桂枝汤，从调理阴阳着手。

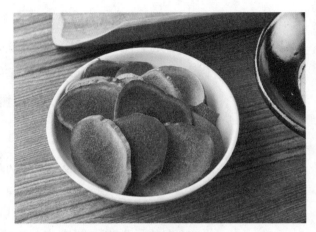

鹿茸

治病有很多方法，可以直接补肾。但是如果您抓住了他"自汗出"的特点，有脾虚、气虚的表现，您就可以调阴阳。

桂枝汤是启动脾胃功能，增加气血循环，让营卫运行通畅、经络运行通畅的方子。核心是启动脾胃功能，所以，它可以增加身体的阳气，这样阴阳就能够协调。

刘老给他的处方就是，"桂枝 15 克，白芍 15 克，炙甘草 6 克，生姜 6 克，大枣 10 枚，5 剂。"

患者喝了 5 服药之后，症状就大大地减轻了，他接着上方又加了怀山药 15 克，炒白术 12 克，补脾胃。再加服桂附地黄丸，补肾气。半个月以后，所有的症状就都没有了。

像这种因为纵欲导致的身体虚弱，肾虚，从而整个阳气都亏虚的，治疗方法有很多，可以直接补肾，但是他现在阳气不足的问题比较严重，尤其是营卫不和、阴阳俱虚的表现比较明显，所以得从脾胃入手。

桂枝汤的着重点一定是调脾胃，给患者对症调理，很快就能调理过来了，后边再配合点补肾的桂附地黄丸就能治好了。

类似的思路，还有张仲景在《金匮要略》里边提出的桂枝加龙骨牡蛎汤，治失精——男子因为纵欲导致精气大亏。

张仲景也是从桂枝汤入手，加上龙骨和牡蛎，治病。**现在有很多这种因为纵欲导致身体亏虚的人，有时补肾有用，有时补肾补不进去，我们就可以通过调脾胃的方式，慢慢地把身体调过来。**

荨麻疹，喝桂枝汤很快就见效

我再给大家讲一个荨麻疹的医案，也是刘渡舟老先生的。

一位 60 岁的男性患了荨麻疹，瘙痒钻心，好几个月都没好。他的脉浮，还有点缓，经常没事就出汗，怕风。舌苔是薄白的，而且湿润，舌质是淡红的。

刘渡舟老先生判断他是阳气不足、脾胃之气不足，无力推动营卫运行，营卫之气协调不好，叫营卫不和。

外邪来了，营卫之气不能把它驱逐出去，在这开始交争，结果就发了荨麻疹。

刘渡舟老先生开的就是桂枝汤的方子，"桂枝 9 克，白芍 9 克，生姜 9 克，大枣 12 枚，炙甘草 6 克，3 剂"。患者服药后，喝点热粥，披上衣服，出汗了，病立刻就好了。

我之前讲过，治疗那种冷风一来，就起一身荨麻疹的人，桂枝汤立竿见影，可以说是这种病的克星。

大家要记住，患者若是舌头淡白，有齿痕，舌体胖大，上面唾液很多，舌苔薄白，有各种气虚的表现，尤其是经常出汗，脸色白白的，不是那种红润的，怕风、怕冷等等，只要症状对上了，大家用桂枝汤立竿见影。

只要是阳气不足、脾胃虚弱，喝桂枝汤就能摆平

实际上，无论是外感病还是内伤病，只要碰到桂枝汤证，您判断他是阳气不足、脾胃虚弱，导致营卫不和、阴阳不和，您就可以用桂枝汤。桂枝汤调理效果很好，而且它的适用范围特别广，很多病，甚至有些情志类疾病，用了都有效果。

为什么它补脾的效果这么好？我曾经讲过，桂枝入肝，是升肝阳的，白芍是敛肝阴的，它的作用是调和肝脾，能减轻脾的压力，所以应用的范围特别广。

我讲这个不是为了让大家都去开方，我们学桂枝汤的意义，是要知道原理，能理解，知道古人已经把我们身体的失调情况系统化了，总结得非常清楚。您有哪些症候，这些症状出现的机理是什么，他都讲出来了。

而且古人特别精确地给您确立了方子，就用天地之间的草木，调整您的身体状态，这是大智慧，我们学点这些就有好处。您总会碰到一些人，天天疲乏、怕风、怕冷，经常一动就冒汗，风一吹就感冒，学完《伤寒论》，把桂枝汤学透了，您就知道了，这是虚，阳气不足。阳气从脾胃来，脾胃吸收了营养物质，化成营卫之气，保卫我们的身体，如果营卫不和了，就会导致我们的防御系统出现各种问题。

古人也告诉您了，就这点小东西就能给您调过来。这是中国人借天地之间的万物来调理身体的一种智慧。这种智慧大家学会了以后，对身体就了解得多；如果您没学会，您就昏沉沉的，迷迷糊糊地生活，身体出现问题了都不知道。

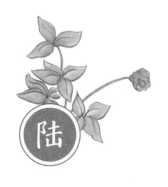

桂枝汤加厚朴、杏子，能止咳，治外感

患了外感病，咳嗽严重，用桂枝汤就很好

有人患了外感病以后，经常咳嗽，严重以后就会喘。可能有孩子的人会有这种体会，孩子一旦有这种表现，就马上送到医院去，觉得这是哮喘，不治疗会很重。

下面这个医案就跟这事有点关系。

戊申年正月，很冷，在许叔微的家乡江苏，有一个宋朝军队的士兵，在现在的仪征那里，被一些流浪者和散兵抓起来了，被绑在小船的船板下边。

他们也没把他当人，他身体弯在里边非常难受，过了几天，士兵找机会跑出来了。

他自由了之后，吃了很多东西，因为被人关在船上很难受，饿肚子，他就猛吃，然后解衣逮虱子。

　　中国古代一直是有虱子的，很多大文人身上也有虱子，它是一种很小的寄生虫，在身上爬，吸人的血。

　　我小时候都有，后来全民大搞卫生运动，为了杀虱子，就往衣服上扑药粉，再把衣服放在大锅里边用水煮，彻底烫死。后来我们讲卫生，经常换衣服，它就慢慢消失了。

　　士兵把衣服脱了以后，觉得很痛快。

　　正月，风一吹，他就患了外感病，得了伤寒，请医生来治病。一位医生说，他一定是积食了，就用了下法给他泻下，但没好。另外一位医生说，他把衣服脱了，被风吹到中邪了，应该用汗法，所以又给他发汗。

　　结果治了几天以后，不但没好，患者反而更没劲了，头昏昏沉沉的，喘，呼吸时觉得气好像在上边似的。

　　这时候，医生一看，怎么越治越重了？他就不知道怎么办了，于是请来了许叔微。许叔微诊断以后说："太阳病下之，表未解，微喘者，桂枝加厚朴杏子汤，此仲景法也"。

　　张仲景在写《伤寒论》时，原文是："太阳病，下之微喘者，表未解故也，桂枝加厚朴杏子汤主之。"写得非常细，这个方子出现什么情况，要怎么加减，怎么用，如果出现另外的情况应该怎么用。

　　张仲景的每个方子的加减情况特别多，很多人就掌握了一个方法，背仲景的原文。背下来以后，基本上那些老中医，《伤寒论》的名家都能看到一个病症，脑袋里马上出现张仲景的原文。许叔微在这个医案里边就给大家展示了这个功夫。

　　这种情况，太阳病就下，微微喘是因为表邪未解，所以方子就出来了。

后世很多医家也是按照许叔微的方法学习的，这是一个用《伤寒论》看病的非常有趣的方法，叫汤证对应。

只要汤证和患者的症状对上了，用这个汤就能马上见效。

平时就喘的人，得了外感病，用桂枝汤加厚朴、杏仁可治

我给大家介绍一个方子，叫桂枝加厚朴杏子汤，就是桂枝汤加上厚朴和杏仁这两味药。

这个汤在什么时候用？张仲景有两处文字提到，一个是"喘家"，就是患者平素就有喘的毛病，如果人没事，就只是哮喘，那他的正气一定是不足的，基本上就是那种身体比较虚弱的人。

张仲景说，如果这种人哮喘发作了，用桂枝汤加厚朴、杏仁效果不错。

那另外一段文字，"太阳病，下之微喘者，表未解故也。"什么意思？

张仲景把身体防御外邪、防御风寒的机制分为 6 个层次。

太阳是最表层的；邪气往里进，就是阳明；然后是半表半里的少阳；再往里是太阴、少阴、厥阴。一共是 6 种状态。

太阳病讲的就是外邪刚刚侵到体表时，人体的反应。如果您给太阳病的患者用下法，有时候是正确的，有时候就是错误的。

因为患者的正气不足，给他用了下法以后，正气就更不足了，会导致其肺气壅滞、肺气上逆，开始喘，这就是因为表未解。

所以"桂枝加厚朴杏子汤主之"，桂枝汤是基础，加上厚朴、杏仁，厚朴可以燥湿、化痰，有理气的作用，能把壅滞的肺气打开，还

能消喘。杏仁有降肺气、定喘的作用。

这时候，桂枝汤调和营卫，调脾胃，厚朴、杏仁把患者壅滞的肺气通开，患者的病就好了。

张仲景的这段文字就给我们开创了一些治病的思路。他说平时喘的人，感受了外邪以后，应该用桂枝汤解表，然后调肺，一起来。这时候应该是表里兼顾的思路。

以前没有哮喘，感受风寒咳嗽很厉害，用桂枝汤治

还有一种情况，就是患者以前没有哮喘，但是他的正气也不足，外感风寒，侵袭体表就比较严重了，肺气会壅滞，开始咳嗽，甚至喘，这时候西医往往就会用激素治疗。

我一直在强调这是咳喘，咳嗽严重了才会喘，但并不是哮喘，哮喘要测试患者是什么东西过敏，怎么发作的等等，测试是比较严格的。所以，我觉得不要轻易往哮喘上定。

这种情况，虽然不是张仲景所讲的喘家，但也有喘的表现了。所以，只要有桂枝汤证，您就可以用桂枝汤。因为您咳喘了，加上厚朴、杏仁，这个方子一样可以用。

有积食，还有外感病，不要先给他泻

张仲景文字说，外感病来了，因为患者有积，就给他泻下了，很有可能是错误的，或者就算是正常地泻下，但是人太虚了，下完了就开始喘了。

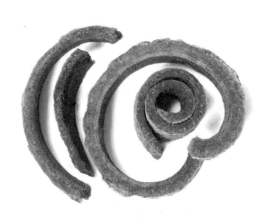

厚朴

为什么？肺与大肠相表里，大肠泻虚了以后，肺也就出现问题，开始壅滞了，气机不畅人就容易喘。这时候就要考虑清楚了，泻下也伤正气，脾胃之气受伤了，这时候要用桂枝汤就能恢复脾胃的功能，让营卫之气正常运行，增加防御系统的能力。也可以再加一点厚朴、杏仁，理肺气。

前面提到的许叔微的士兵医案一开始就是治疗错误了，所以患者不但没好，反而开始喘上了。

等许叔微来了以后，他就直接背文字，"太阳病下之，表未解，微喘者，桂枝加厚朴杏子汤，此仲景法也"，不是喘得很厉害，喘得厉害可能就要用其他的方法治疗了。

别的医生就争辩，说："我平生没用过桂枝这味药，患者现在有点发热，应该清热解毒，桂枝是热药，能治这个病吗？"，这就说明《伤寒论》当时没有普及，大家还不会用，所以没用过桂枝这味药。

许叔微一看，他讲得确实有点不靠谱，他就回答了一句在中医的医案里很有名的话——"非汝所知也"，这真不是他能知道的事，干脆别说别的了，先投药。

患者喝了一服药，喘就定了，再喝汗就出来了，到晚上温度已经正常了，脉已经和了，这个病就好了。

那位医生就说："我不知道张仲景的方子效果居然这么好。"

许叔微也没客气，他就说："张仲景写的都是真知灼见，他的方法难道是骗后世的吗？您可得好好读书，不好好学，就没法用张仲景的方子。"

正气不足，外感风寒，导致肺气壅滞，用桂枝汤加厚朴、杏仁

这个医案最有价值的是什么？

第一个是知道了桂枝汤可以加减，碰到肺气壅滞，正气不足，有点喘的情况，就可以用桂枝加厚朴杏子汤，这是现在治疗咳喘的一个非常好的方子，只要有桂枝汤证在，就可以进行加减，这是张仲景的思想。

另外，如果错误地用了下法，泻下了，导致了肺气壅滞、正气更虚，也可以用桂枝加厚朴杏子汤来调理，这其实是比较专业的。

其实，许叔微治这个病确实是因为文字背得好，所以一碰到这种情形，他张嘴就来，把方子用上去，喝两次就好了。

我们一般碰不到这种外邪没治好，还往下泻下的情况，多数是正气不足，平时有点喘，或者是正气不足，外感风寒，导致肺气壅滞，出现了咳喘的病症的这种情况。这时，我们就可以用桂枝汤加一点厚朴、杏仁，把病治好。

张仲景的方子就给我们演示了怎么对桂枝汤根据症状进行调整。**许叔微的医案也演示了怎么用《伤寒论》看病，方子前面的文字背好了，把证候对上，直接用汤，这叫汤证对应，效果特别好。**

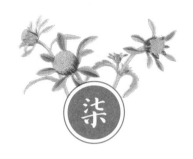

落枕、脖子发紧、后背僵硬，用桂枝加葛根汤

伤寒出汗，后背僵硬，用桂枝加葛根汤

在生活中，我们经常会出现落枕，肩膀抻到，脖子不舒服、发紧，脸被风吹到的情况，怎么解决呢？可以用桂枝加葛根汤。

下面这个医案是，一位叫徐南强的患者，南京人，得了伤寒，后背特别紧、硬，爱出汗，怕风。

我在前面讲过桂枝汤治疗表虚证。

风寒来了，您的身体会有两种反应，一种是身体特别强壮的人，正气会奋起抗击，出现高热、不出汗、皮肤发紧的情况，这是麻黄汤证，需要散寒、发汗。

另一种是受了风寒以后，身体很虚，一动就出汗，额头上的汗不断的人，这说明营卫不和、正气不足，卫气守不住，把营气透出来了。这是桂枝汤证，需要调和营卫。

"汗出"这两个字很重要。您感受风寒后，有没有汗，是一个分水岭，能说明您的身体的正气是否充足，或是否虚。

正气足的人，就可以往外使劲发汗。但表虚的人，汗都往外走了，就不能发汗了。

"恶风"是感受风寒，体表受邪以后，最容易出现的表证，但凡您怕风，您肯定是被外邪入侵了。

许叔微的医案就用"背强，汗出，恶风"这六个字，说明了这个人的大概情况。

许叔微一看患者，就说这是桂枝加葛根汤证。

桂枝加葛根汤，患者听着熟悉，说前面找的医生也用了这个方子，但喝了两服桂枝加葛根汤，病情一点都没改变，汗出得更多了。

许叔微心里想，"得非仲景三方乎？"

"三方"是葛根汤的三段文字。

"太阳病，项背强几几，反汗出恶风者，葛根汤主之。"

"太阳与阳明合病者，必自下利，葛根汤主之。"

"太阳病，无汗而小便反少，气上冲胸，口噤不得语，欲作刚痉，葛根汤主之。"

许叔微就说，这种情况应该用桂枝加葛根汤，他用的到底是不是葛根汤的方剂？桂枝加葛根汤跟葛根汤不是一回事。

葛根汤是张仲景的一个方子，我们经常用。它的文字是，感觉背上、后脖子紧，不出汗，怕风，这是表实证，用葛根汤，因为方子里有麻黄，能解表、发汗。

葛根汤中葛根药量最多，麻黄其次，剩下的桂枝、生姜、芍药、大枣、甘草少一点。这说明葛根汤中最重要的药是葛根。

南方人经常把葛根磨成粉冲水喝，它的药性是辛凉的，味甘，有解肌、退热、透疹、生津的作用。当我们得了外感后，觉得肌肉酸、疼、紧，就可以用葛根，把经络通开，把痉挛状态解除掉，然后把热邪退掉。

它治疗外感，表证发热，肌肉，尤其是项背紧时，特别有效。

还有一些热病，口渴、阴虚，用它治疗，效果也不错，因为葛根是生津液的。用它治疗腹泻也有用，张仲景说："太阳与阳明合病者，必自下利，葛根汤主之。"

出汗，肩膀和脖子发紧，用桂枝加葛根汤

许叔微医案中的这位患者有出汗，是表虚证，应该用桂枝加葛根汤，这个方子就特别简单。

桂枝汤的组成是桂枝加芍药、生姜、炙甘草、大枣，桂枝是通络温阳的，芍药是收敛的，桂枝通胃气，芍药敛营气、生津液，炙甘草是和中的，生姜、大枣调和营卫。而桂枝加葛根汤就是在桂枝汤的基础上加葛根。

如果您受了风寒，感觉脖子、肩膀特别紧，难受，这时候就把葛根的量稍微加大一点。张仲景写四两，我一般开30克，15克也行。桂枝二两，汉代的二两大约是现在的30克，我一般开15克，把比例缩小了很多，但也能治病。

我完全是根据患者的身体情况来开的，比如，葛根我开了30克，桂枝开了15克，芍药15克，炙甘草开9克，生姜切几片，大枣掰12个。熬好后让患者先喝一小杯，然后喝碗热粥以助胃力，看出没出汗，没出汗就接着喝一小杯。出汗了，这就是您的剂量。一般一次，

就能解决问题。

我一般开桂枝汤，开的量就比较大，但是不会让患者都喝掉，可能只喝一半左右，患者出汗了，就不用再喝了。如果患者肩膀和脖子发紧，加葛根进去，基本上也是一两次就解除了，这就叫桂枝加葛根汤。

桂枝加葛根汤和葛根汤有什么不同?

葛根汤里有麻黄发汗，我们现在可以加苏叶，麻黄的量稍微少一点，只要把汗发出去就好了。但如果您一受外寒就出汗，就不能加麻黄了。

许叔微的这个医案，前面的医生为什么会犯错? 他就是学医书学得不清楚，认为桂枝加葛根汤跟葛根汤是一回事，只要脖子、后背紧、硬，他就想起葛根汤来了，但里边有麻黄。这是不对的，这样强行发汗，病就好不了，而且会津液大伤，反而会病重。所以，许叔微就说，如果您用的是张仲景的葛根汤，那就错了，那个方里有麻黄，是不对的。因为这位患者冒汗，他是虚的，应该用桂枝加葛根汤，以桂枝汤为主，配合葛根。

许叔微给患者开了桂枝加葛根汤，让他服下去，喝完以后，微微出点汗，病就好了。

这个方子对我们来说有什么意义呢?

现在身体壮实，正气足，能跟邪气相抗的人太少了。很多人有表虚证，脾气、肺气不足，外邪来了，一摸额头，汗津津的，一动就出汗，再一被风吹，就开始脖子酸、后背疼，这时候就用桂枝加葛根汤。

落枕，喝桂枝加葛根汤

为什么会落枕呢？一方面跟您的睡姿有关系；另一方面是脖子和肩部被空调吹到了，或者受凉了，这时候经络运行不畅，也可能落枕。

该怎么治呢？如果患者的舌头淡白、胖大，边上有齿痕，平时说话没劲，一动就容易出汗、喘，表虚时，您就用桂枝加葛根汤，我经常用。

举个例子，老中医程绍华，治疗的一位 18 岁马姓患者，患落枕，每年发作 3~5 次，发作时头不能侧着，脖子和后背很痛，每次发作都要针灸按摩 3~5 次，才能缓解一点。如果感染风寒，就又会发作，偶有汗出，怕风。患者就诊时，他的舌质淡，苔薄白，脉浮迟，他要求服中药，断其根。程绍华先生就给他开了一个方子，发作时服 3 剂，再发再服。

方子就是桂枝汤加上 15 克葛根，再加 20 克当归。他服用了两次，从此再也没发作。

我遇到过很多这样的人，用这个方子就能治好。

被寒风吹了，脸上紧，天天看手机、电脑，脖子紧，用桂枝加葛根汤

现在大家天天看手机、看电脑、看书，脖子紧，特别难受，您就要分析原因，可能是被风、空调吹到了，或有一些颈椎的问题。

这时候就可以用桂枝加葛根汤。根据情况，如果您一点汗都没有，很壮实，怕冷，那您还可以加点麻黄。

但我看多数人是虚的，因为正气不足了，外邪才会进来，颈椎才会出现各种不舒服。怎么解决呢？

很多时候您难受，可能是有组织水肿、炎症等，这时候我们就要用桂枝加葛根汤，改善周围的气血循环，消除气血凝滞的状态，然后再请正骨的医生给您正一正骨头与骨头之间的错位，保持坐姿正确，慢慢地就可以恢复了。

有些颈椎增生很难受怎么治？其实用桂枝加葛根汤或者葛根汤也有好处，可以缓解或者消除症状。有时候未必是脖子后边发紧，只要有肌肉痉挛的情况，两者都有效。

我曾经就治疗过，有的朋友冬天在海边被寒风吹到，脸就开始抽，因为他的正气本来就不足，经络里边津液不足，寒邪入侵了，面部肌肉就会受寒拘挛。这时候我就用桂枝加葛根汤。有的人脸上紧、肩膀抽，甚至口眼歪斜了，用桂枝加葛根汤也是有效的。

桂枝加葛根汤这个方子，大家在生活中是可以用到的，能帮您增加正气、调和营卫、解去风寒，解除颈肩痉挛紧张的状态。

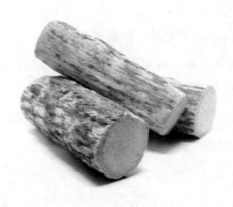

葛根

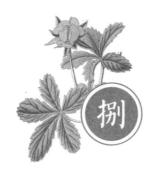

正气不足，
喝桂枝麻黄各半汤

伤寒后，先解表，再泻下

有一年夏天，许叔微的一个做官的亲属，患了外感病，发热、头痛，但没有出汗，大便不通已经五天了，这时候许叔微正好从城外回到城里，就去看望了一下他。

当时有医生给他用了大黄、芒硝等药来治疗，因为他大便不通，就想给他泻下，应该是承气汤类的方子。药已经熬好了，就要给他喝时，许叔微说，"您先稍等一下，我看一下。"

于是许叔微就给患者诊断了一下。患者脉缓且浮，脉缓说明他的正气不足，脉浮说明依然有外邪在体表。他的门窗关得特别紧，自己说很怕风吹。

许叔微就说，这位医生用的大黄、芒硝都是往下泻的，这就不对了。

当身体正气足，与邪气抵抗特别激烈，甚至有点过分时，患者会有高热，这时候才能用大承气汤。现在这个患者脉缓还浮，一摸都没劲，是正气不足的表现。患者的表证这么严重，虽然大便秘结了，但是他不觉得肚子满胀，按下去也不痛，按张仲景治疗这种病的方法应该是先把表邪解掉，通过发汗把邪气往外透，如果表邪没解掉就泻下，后果就是邪毒会乘虚入内，导致气机阻滞于中焦，病情加重。

于是，许叔微就开了一个方子，"予作桂枝麻黄各半汤，继之以小柴胡汤，漐漐然汗出，大便通，数日愈"。

许叔微说，张仲景说过，风寒侵袭我们身体时是外感，如果它往里走了，就变得难治了，这就说明正气不足。**所以，如果有邪气在体表，应该尽量在体表解决问题，让它散寒出去，表邪解了之后，里边有邪气，就再解里边。**比如，已经到了大便"大满大坚，实有燥屎"时，就可以用下法。但是如果您看到大便只是有点干燥，就用泻下的方法，就会产生各种变症，轻者缠绵不愈，重者情况就严重了。

许叔微强调，治疗伤寒病是有次序的，不要轻易泻下。当体表有邪时，一定要先解表，以免因过早泻下，徒伤正气，导致病情缠绵不愈。

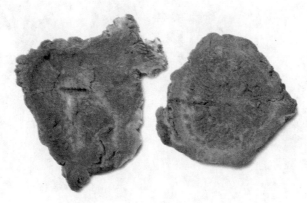

大黄

正气不足、体弱病衰，喝桂枝麻黄各半汤效果好

桂枝麻黄各半汤

配方

桂枝一两十六铢（去皮, 4 克），
芍药一两（3 克），
生姜一两（切, 3 克），
甘草一两（炙, 3 克），
麻黄一两（去节, 3 克），
大枣 4 枚（擘, 1 枚），
杏仁 24 枚（汤浸, 去皮尖及
两仁者, 3 克）

功效

发汗解表。

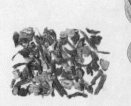

根〔主治〕止汗，夏月
杂粉扑之。

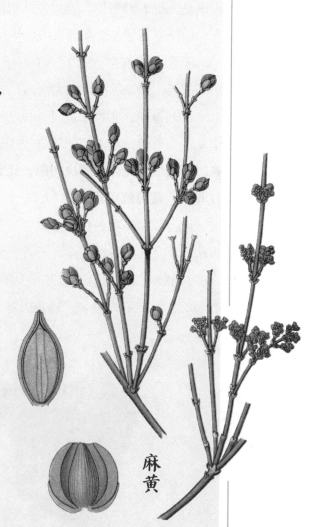

麻黄

桂枝汤的主要作用是调和营卫，但实际上是调理脾胃，把脾胃调理好了，正气足了，身体才能抗邪，否则身体的正气不足、营卫不和，就会出现表虚证，主要是出汗、怕风、怕冷等症状。

桂枝汤的组成非常简单，桂枝是行卫气的，是温通的药；芍药是酸敛的，保护营气，再加上炙甘草，就 3 味药，还有调和脾胃的生姜、大枣。

麻黄汤的组成是麻黄、桂枝、甘草、杏仁，是治疗表实无汗的，在患者身体的正气很足，跟邪气斗争得特别激烈时，能帮助他发汗，让他暖起来，把寒邪一举击溃。这个方子里最重要的是麻黄，它是解表、宣肺、利气、温热的，用了它以后，机体就会振奋起来，会发汗。现在我们不能轻易用麻黄，因为它会让人兴奋，有的人吃完就会心跳不止。

桂枝麻黄各半汤是一个特别有意思的方子，一半桂枝汤，一半麻黄汤，两个方子合起来可以治疗正气不足的人，如体弱病衰的老人、孩子。他们往往抗邪能力不足，邪气来了以后，身体有时候有力量抵抗，有时候没有，所以会出现一阵阵的发热，一天两三次。他们的脉是缓的，怕冷，会渴，有点像少阳证，但是不呕，所以诊断为中焦气机阻滞，有点肝胆不和。

一般情况下这类患者大便没有异常，许叔微的这位亲属患者几天没有大便了，属于特殊情况。外邪在体表，没往里深入，正气还有一些，但是又不足以把邪气抵挡出去，所以病情就缠绵在体表了。

不知道大家有没有感觉，有的人感冒就是很长时间不好，这种人的身体都不太壮实。还有的老人，有一些基础性疾病，卧床以后如果患了外感病，真的不容易好，可能这两天好点，过两天病情又重了，好像外邪就一直没清掉似的，总是缠绵不愈。

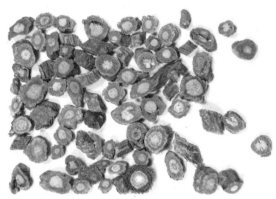

防风

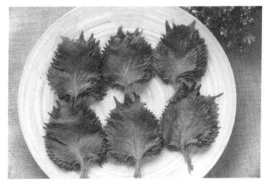

苏叶

　　孩子一般不会出现外感病缠绵不愈的情况，因为孩子的阳气旺，但有的孩子喂养不当，总积食，身体也会越来越弱。

　　我经常说，《伤寒论》写的都是外感病，如果您能把外感病处理清楚就不容易了。

　　我们要学习张仲景的思路。他将减量的桂枝汤，和减量的麻黄汤合在一起，一边扶正、调和营卫，一边稍微发点汗，这样就把邪气解掉了，所以叫桂枝麻黄各半汤。

　　如果您看这个方子觉得对症，但不能也去弄点麻黄发汗，我们现在一般用苏叶、防风等散寒解表的药替换麻黄，因为麻黄有让人兴奋的作用。

　　我以前刚学中医时，跟着辽宁的张道宽老先生出诊。他就特别喜欢用麻黄，每次方子里加两三克麻黄，振奋身体的阳气。但有人用了麻黄以后，晚上睡不着觉，心跳得特别快。

当然，不是说不能用麻黄，而是要先熬，把它放在开水里滚一滚，把上面的沫撇掉，去除可能使您兴奋过度的成分。

❧ 桂枝汤扶正，麻黄汤发汗

我给大家讲几个名老中医的医案，让大家更好地体会桂枝麻黄各半汤的用法。

这是俞长荣老先生的一个医案。

一位姓李的男士，49岁，恶寒、战栗、发热、出汗、身凉，每天发作一次，连续发作了3天，伴有头痛、腰疼、咳嗽痰少、食欲不振的症状，大小便正常。脉浮紧，舌苔白厚而滑。

这时候俞老先生就说，应该用辛温解表的清剂。如果正气充足的话，出一次汗，烧退了就好了。但是他每天发作一次，说明他的正气不足，没把邪气顶过去，所以要用桂枝二麻黄一汤。

因为他的身体还有能力发汗，所以要以扶正的桂枝汤为主，麻黄汤的量就少一些，稍稍发点汗就行。"处方：桂枝9克，白芍9克，杏仁6克，炙甘草6克，生姜6克，麻黄4.5克，大枣3枚"。

患者用了这个方子以后，发热、怕冷、体表有寒的状态就解掉了，症状开始减少了，只有心悸，喘气觉得有点费劲，腹中微微有点疼的症状了。"脉转弦缓"，这说明外邪已经解掉了，只是气血不足，无力运化脾虚，导致气滞。所以，老先生又给他用了小建中汤补脾胃、调和营卫。患者喝了一剂，病就好了。

小建中汤里包含了桂枝汤的影子，桂枝汤是调和脾胃的，所以小建中汤也是调脾胃的。我们的营卫之气是来源于脾胃的，如果您把脾胃调好了，保护身体的营卫之气就能正常运行。

刘渡舟老先生还有一个类似的医案。

一个小女孩，12 岁，初春的时候感受风寒邪气，头痛、发热，她的家人就买了"平热散"给她吃。她服药后，出了比较多的汗，发热消退了。但是第二天，发热恶寒如疟疾发作，上午一次，下午两次。

这说明正气没把邪气驱逐出去，所以才反复发作。

很多人都遇到过这种情况，每天都发一阵烧，然后好像好了，但第二天又烧起来。其实我们学完《伤寒论》就知道，这是正气不足。正气想把邪气驱逐出去，但是抵抗无力，所以会反反复复。

"脉浮略数，舌苔薄白而润。究其原因，属于发汗太过，在表之邪气反而稽留不解，当用桂枝二麻黄一汤小汗之法治疗。"

刘渡舟老先生用的也是桂枝二麻黄一，桂枝 5 克，白芍 5 克，生姜 5 克，大枣 3 个，麻黄 3 克，杏仁 3 克，炙甘草 3 克。

患者喝完药以后，出了一点汗，病就好了。

伤寒后起荨麻疹，喝桂枝麻黄各半汤

张仲景在写医书的时候说，面色有热的感觉的人，邪气没有解掉，汗出不来，所以邪气就会瘀在体表，皮肤就会出问题，"宜桂枝麻黄各半汤"。

根据这段文字，有些皮肤问题我们也可以这么治疗。比如，刘景祺先生的这个医案。

孙女士，45 岁，恶寒、发热，全身起大片荨麻疹已经二十多天了。发病前她曾汗如雨下，一天后就发现全身起了大片荨麻疹，每天发作五六次，特别痒，心烦。

"曾注射钙剂，口服氯苯那敏、维生素 C 等无效。面色苍白，皮肤划痕试验阳性，全身散在大片风团，胸部较多。舌淡苔白，脉弦。辨证：风寒束表，不得宣泄。治则：辛温透表，疏风止痒"。

正常情况下，我们用桂枝汤就行了，但是这位患者很有意思，她每天发作五六次，怕冷，这说明仅用桂枝汤也不行，桂枝汤补正气，还得把体表的寒邪解掉，所以，用桂枝麻黄各半汤，桂枝5克，白芍3克，生姜3克，炙甘草3克，麻黄3克，大枣4个，炒杏仁3克。

这个方子开得非常轻，因为治疗体表、肺经的病，药量轻点能上行，用大量的方剂，反而不起作用。

这位女士服了6剂，就好了，随访3个月都没复发。

张仲景给我们的思路就是，用桂枝汤扶正、调和营卫，麻黄解表散寒。实际上，这个思路适用于很多疾病，我们可以举一反三，因为现在很多人正气都不足，往往外邪、寒邪来到体表的时候，就容易进入这种状态。

这个方子是要告诉我们，扶正和祛邪是可以同时进行的，只需要您调整好扶正和祛邪的比例，正气不足比较明显的人，可以桂枝二麻黄一，扶正为主，祛邪的药少一点。

生活中，大家一定要警惕全身发作的荨麻疹，我建议赶快喝中药解掉。如果身边没有中药，那就赶快去开点抗过敏药，比如，氯雷他定等。

荨麻疹长在体表没事，就怕引起喉头水肿，出现呼吸困难，甚至窒息。所以，大家别小瞧荨麻疹。

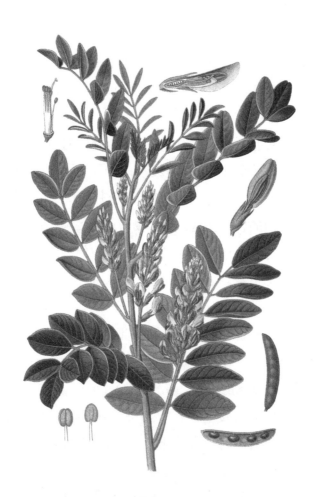

甘草

第二章

中医八法之首：
汗法

"汗、吐、下、和、温、清、消、补"，
"汗"列在第一位，就说明汗法很重要。其实
在《黄帝内经》里边就有很多关于汗法的论
述，所以汗法应用的历史特别久远。

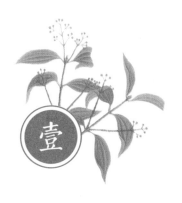

出汗法是很重要的
治病方法

治病有8种方法，汗法很重要

中医治病有"八法"，"汗、吐、下、和、温、清、消、补"。您可以用总结归纳出来的这8种方式治疗身体的疾病，这是我们当年在中医学院上学的时候必学的，是基础的课程之一。

"汗、吐、下、和、温、清、消、补"，"汗"列在第一位，就说明汗法很重要。

其实在《黄帝内经》里边就有很多关于汗法的论述，比如"体若燔炭，汗出而散"，意思是身体热得像烧炭一样，汗一出，毛孔打开，热就散掉了，这是最早的关于汗法的论述。所以，汗法应用的历史特别久远。

最早我们认为寒邪侵入体表可以用汗法，后来发展到温热之邪侵袭，也可以用汗法。

寒邪侵袭身体，我们就用热药发散；温邪侵袭身体，我们就用辛凉解表的药，比如薄荷、牛蒡子、金银花、连翘等等，清热解毒。

后世还发展出湿气重，用祛湿的药，通过微微出汗，慢慢地把湿气解掉，这也属于汗法。比如，我当年在读博士的时候，有一次外感，

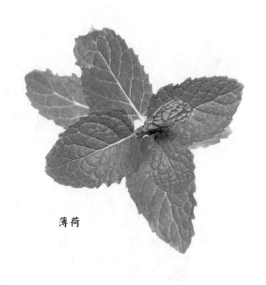

薄荷

浑身怕冷、发热。开始的时候我觉得吃点中成药就行了，但是吃了后不见效。于是，我就仔细地看了我的舌头，上边全是白苔，黏腻，后边有齿痕，湿气特别重。可能是当时天气闷热，又吹了空调的缘故，我感觉身上也黏黏的。

湿气比较重，所以我就开了三仁汤喝，喝完以后，我的身上就开始出汗了。我印象特别深，汗都沾衣服，出完汗以后，我的病就好了。

三仁汤是祛湿的，方子其实很简单，杏仁开肺气，白蔻仁行中焦之气，薏仁祛下焦水湿，然后加点半夏、厚朴，利湿气，再加点竹叶，或者连翘清热。三仁分消上中下之湿气，半夏、厚朴等往外利水，这样湿气祛掉了，身体微微出汗，病就好了。

我们不仅能通过尿液排湿，通过汗液也能把湿气排掉。祛湿是一个特别重要的方向，还可以通过祛湿消肿。

汗法很讲究，也可以透疹，以前出了麻疹，就可以通过汗法把它透出来，所以汗法的应用是比较广泛的。

一般我们在感受外寒的时候，要用温热的药辛温发散，如麻黄

汤、苏叶、葱白、姜等，都是这个作用，能让身体暖起来，具有发汗的作用。

它们的发汗实际是等气血通畅以后，运行超过正常的速度了，正气开始奋起抵抗邪气后，让身体微微出汗，所以汗法实际是代表气血通畅、调和营卫的状态。

舌头颜色红、心跳快、脉搏快、咽喉肿痛、咳嗽，用银翘解毒丸、银翘散

夏天碰到温热之邪的时候，患者的舌头颜色是红的，心跳快、脉搏快，这时候邪气郁遏于肺胃，就容易伤津液，使患者出现咽喉肿痛、咳嗽，有的人还会头上出汗，舌苔有时薄白，有时黄，一般刚病的时候舌苔不至于变黄，但是舌头的边尖是红的。

这时候应该用往上走的药，辛凉、宣散之品。方子里边要有清热解毒的药，同时也要有一些疏风散邪的药，比如说银翘解毒丸、银翘散。

这些药把热邪解掉以后，能使机体三焦的气机宣通，气机通畅了，肺气宣开了，这时候身体就会微微出汗，再配点防风、荆芥等往外走的风药，这就叫辛凉解表。

比如说，风热感冒以后咳嗽，喝桑菊饮，里边的薄荷就是往上发的，它的力量很强。所以，像这种辛凉解表之剂，我们要有点了解，用了以后也会微微出汗，把邪气解掉。

风热感冒，配鲜生地黄、沙参、麦冬、玄参、薄荷、竹叶、牛蒡子、防风、荆芥

有时候阴虚的人，患了外感病，阴虚明显，身体就容易化热，感受温邪等等。但是，津液伤了、阴气亏了，防御部队运行有问题了，外邪就容易来，这种人多患风热感冒。

这时候滋阴不到位，身体是不能恢复了。所以，往往在治病的方子里，我们会配生地黄、沙参、麦冬、玄参等，玄参是最常用的。过去用鲜生地黄，它是专门解表的，效果更好。

用了这些药以后，再加点薄荷、竹叶、牛蒡子、防风、荆芥等风药，把阴补足，汗一下就出来了。所以，滋阴可以解表、发汗，这也是汗法之一。

中医特别灵活，不是吃葱、姜就能发汗，而是看您的身体情况。

阴虚的人，邪气解不掉，气血循环不通畅，就稍微加点往外走的疏风散邪的药滋阴，阴液足了以后，身体的经络运行通畅了，营卫之气就调和了。

好多人不懂，说生地黄怎么能发汗呢？就像天上的云彩不够，没有雨，我就加点云彩，云彩够了以后，稍微再来点凉风，雨就下来了。

所以，您要把它的基础补足了，这是滋阴解表。

正气不足，自汗，喝桂枝汤或补中益气丸

除了滋阴解表之外，还有益气解表。很多时候，是正气不足、气

虚，导致自汗。自汗跟发汗的汗完全不一样，自汗的汗是虚汗，外邪并不能解掉。

遇到这种情况，我们会吃一些桂枝汤调和营卫，最终来调脾胃。脾胃调好以后，营卫之气运行正常，身体微微发点汗，这个汗就是经络之气运行正常的汗。

益气解表除了用桂枝汤以外，有时候可以用补中益气丸（中药店里有售）。

大家可能会想，补中益气丸不是补药吗？不能在感冒的时候吃。

我觉得这种说法就特别不对，不是说补药在外感病期间就不能吃，如果患者真的气虚很明显的话，您给他吃补中益气丸，再加点其他的发汗的药，或者喝点姜汤，汗就出来了，因为他的正气足了。

通过补气的方式让正气充足，身体能够微微发汗，把表邪解掉，这在中医里边也是一个常用的思路，尤其是以脾胃之气为关键。

用桂枝汤时，一定要喝热粥或山药粉

张仲景在用桂枝汤时，让大家一定要喝热粥，他在用麻黄汤的时候没说，是因为它的药力比较猛，所以不需要。但实际上麻黄汤只能用一次，稍微用一下就行，很少说用好几次的，且喝完以后，发完汗，一般还要调脾胃、扶正。

喝桂枝汤之后喝热粥，能够助脾胃之气。脾胃之气非常关键，脾胃之气足了，营卫之气才能在身体里运行。我一直强调不要饿着肚子发汗，这是发不出来的。

有时候，我们也需要补肺气，来帮助发汗。我也经常告诉大家，我更推荐在喝完桂枝汤后用山药粉解表，补肺气。我曾经专门写过相关文章，有朋友就来质疑我，说，"您用山药来解表，但我从来没听过山药有解表的功能。"

其实，古代有很多论述是通过补肺气、补脾等方式来解表、发汗的。这是中医的从根本上治疗的一种方法。 患者喝完山药粥以后，脾胃之气得到了补充，肺气充足了，汗就哗地出来了。这种出汗就叫正治，扶正以后，让您的汗慢慢出来。

血亏的人要想发汗治感冒，吃点阿胶或玉灵膏

养血也可以出汗的，比如说一个人血亏，津液也会不足。这时候您发汗能发出来吗？就像许叔微讲的，这种人用葱、姜强行发汗，身体就会受伤。古人就认为这会影响您的寿命，他们非常看重这件事，尤其看重这种血亏。

张仲景讲，长期出血的人，您就不能给他发汗，因为血汗同源，他的血液不足，您再给他发汗那是不行的。您得先给他吃点阿胶、玉灵膏，把血养足。我们现在有好多中医的病例，孩子发热，退不掉，血亏，就给孩子吃阿胶，吃了以后，汗出来了，热就退掉了。这都是中医的道理，就好比管道里边都干了，您在管道里放入水，再拿火一烤，外边的蒸汽就出来了。

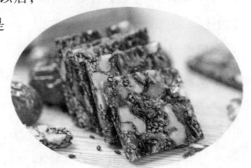

阿胶

这是一种通过养血，让血液充足以后再发汗，才能正常地把外邪解掉的思路。

✎ 身体有瘀血的人发热，要想出汗，用三仁汤

除养血出汗之外，化瘀血也能发汗。当您的经络不通畅的时候，您的汗是难以透彻地发出来的。所以，有时候我们就用各种方法让经络通畅，比如桂枝汤，桂枝是通经络的。后世在用这个思路的时候，我们要用一点活血的药，好多疏风之药就有这个作用，增加通透性，让您的经络里的气血能够正常运行，不至于淤堵，这样发汗就更容易了，汗出来就能解掉。

比如说身体湿气比较重的时候，您发汗，一方面能解外表；另一方面能够把您的湿气重的体质改善一下。以前我们有解表祛湿法，一边用解表的药，一边用祛湿的药，就像我前面讲的三仁汤，行气的药里边加点化湿的药，振奋身体的正气，让湿气化掉。

这时候，您就会发现，当您的湿气祛掉了，湿气一化开，身体的气机开始动了，人就会微微地发汗，而且都是黏汗。汗一出来，表邪就解掉了。

把水湿化掉的解表，这也是一种方法，比较高级，一般生活中可能看不到，我跟大家讲完了，大家碰到这种情况就知道了。

比如说，桑拿天，您的正气不足，导致体内水湿有点多，这时候引起的问题我们就可以通过宣畅三焦，化湿的方法，把气机打开。气机一打开，汗微微出来了，外邪就散掉了。因为您身体的"防御部队"到达指定位置了，就把邪气给解掉了。这是非常重要的思路。

外治法里边也有很多汗法

大家以前没想到祛湿气、宣畅气机也是一种发汗的方法，其实发汗的方法很多。这是内治，通过中药、食疗调理，除此之外还有外治。

外治法里边也有很多汗法，比如古代的熏、蒸、熨、烫等。就像许叔微的医案里讲的，徐文伯把地里的砖烧热了，上边铺上桃树叶，再铺上席子，让患者在上面躺着，这就是一种蒸的方法。

还有熏的方法。把发散之药煮了之后，在上面熏，或者是把叶子点着了熏，熏了以后，您的身体感受到了气就会发汗。我们中医都有体会，过去都是自己炒药，比如说荆芥，大家可以试试，买点回来在锅里炒，您一般炒别的东西不会出汗，但炒荆芥就会有汗。香味一出来，您身上马上开始出汗，这就是熏法。

还有煮药熏蒸的方法，这都是发汗的方法。根据您的身体情况，是辛温解表，还是辛凉解表，都可以熏蒸。

熨、烫的方法我们现在用得少了，这需要中医用心调理。

熨就是把药铺在患者身上，拿热的东西，有的是包起来像熨斗一样的东西，在身上一点点地熨。

烫就是把热药铺上，再加点热的东西，来烫。

艾灸也能发汗。受寒以后，您喝完粥了，正气充足了，艾灸大椎穴，一会儿就开始出汗。您只要艾灸阳经穴位，经络通畅了，马上就会微微发汗。

推拿也可以发汗。有专门的推拿手法，让您的经络通畅，然后出汗。

针灸也有这个作用。

中医外治法的发汗方法有很多。我以前给大家讲了好多外治发汗方法，比如说，您如果真的受寒了，就把毛巾铺到后脖子上，用电吹风吹它，慢慢地就会发汗；您睡觉的时候拿热水袋放到脖子后的大椎穴边上，也会慢慢发汗。

这些都是发汗的方法，唯一需要注意的是外治法的发汗往往都是通过增加体表的温度，让您身体的经络慢慢通畅。所以，里边一定要调好，千万不要在血亏、津液不足、正气不足或者脾胃气虚的时候，通过外边加热的方法出汗，这是不行的。

外治方法对那些身体正气还可以，邪气没那么明显的人比较有用。对经络有瘀滞，比如有寒凝、瘀血等经络不通畅、汗出不来情形的人，您通过外治的熨、烫等方法，把经络暖开了，气血流通了，这样发汗也是有用的。

我们老百姓一般可能认为，喝点姜汤、葱姜水，就是发汗了，其实，作为中医治病八法之一的汗法，是丰富多彩的，有很多方法。

从《黄帝内经》开始，古人就提出发汗、祛邪，后人加以丰富，有非常多的方法，这个内涵是很深的。

因为我们经常会受到风邪、风寒、风温等外邪的侵袭，怎么把它祛除？汗法是一个非常重要的方法，希望大家对中医能有一个更深的认识。

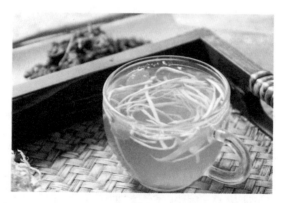

姜汤

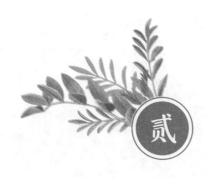

头痛、发热、怕风、怕冷、腰疼、骨节疼痛、呼吸急促，用麻黄汤治

有8种症状，可用麻黄汤

我给大家讲《伤寒论》，虽然不能讲得很全面，但是可以通过许叔微的医案给大家介绍一下古人是怎么看病的。

许叔微的老乡邱忠臣，住在毗陵（现在的常州），得了伤寒，他就请许叔微来看诊。

许叔微一看他发热、头痛、烦渴、脉跳得快，但是无力（是病在表），尺脉以下都摸不着了（尺脉对应的是肾，尺脉无力说明患者是有虚的），就跟他说，您的这个病是麻黄汤证。

麻黄汤和桂枝汤是两个很重要的方剂。桂枝汤治疗表虚有寒，麻黄汤治表实证，就是正邪交争，在体表打得激烈的这种状态。大家要了解一下麻黄汤，麻黄汤不能常用，因为这个汤比较猛烈。

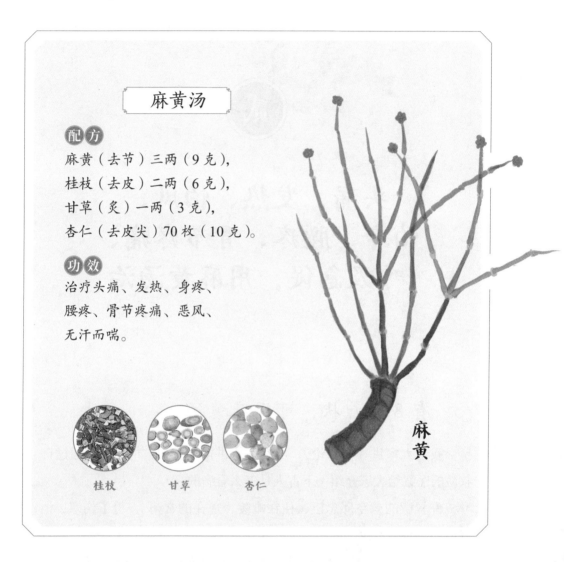

麻黄汤

配方

麻黄（去节）三两（9 克），
桂枝（去皮）二两（6 克），
甘草（炙）一两（3 克），
杏仁（去皮尖）70 枚（10 克）。

功效

治疗头痛、发热、身疼、
腰疼、骨节疼痛、恶风、
无汗而喘。

桂枝　　　甘草　　　杏仁

麻黄

这个方子有什么特点？麻黄的量最大，因为麻黄是发汗的，治太阳病，有 8 个症状，这 8 个症状合并起来，就是麻黄汤证。

首先是头痛，是受寒以后冷导致的，然后发热、身疼、腰疼、身上关节疼。

我相信大家都有这样的经历，高热的时候身上的关节都疼，我记得小时候听老人讲，骨节疼痛，就想拿鞋底子抽，那才舒服。

然后怕风，这个怕风跟用桂枝汤的时候不一样。用桂枝汤的时候，患者觉得有风，披件衣服就行。但麻黄汤证是怕风到盖上大被子还觉得冷，一摸体温都40℃了，还觉得冷，起鸡皮疙瘩，要盖被子。

桂枝汤证是有汗的，是虚的，而麻黄汤证是发热但无汗，呼吸急促、喘，但不是哮喘，患了外感病未必都会引起哮喘。它这里的喘是身体要抗敌、抗邪，在动员自己的能量，所以会喘，会呼吸急促。

这8个症状合起来，就是麻黄汤证。

相信我们每个人都有过高热，盖着大被子还是很冷，浑身关节疼、骨头疼、头痛等情况，这就是麻黄汤证。它的病因，就是风寒来了，体表跟它抗衡，然后卫的阳气被遏制住了，营阴运行不过来，凝滞了，我们叫卫闭营凝，这时候就用麻黄汤来治疗。

❧ 麻黄汤是千古名方

这个方子里边的麻黄是发汗的，能把体表遏制卫气的寒邪散去，非常厉害。这味药我们现在用得不多了，因为历史上遇到一些人用出问题了，您稍微用不好量的话，汗就止不住，人就会出事，所以就不敢用了。

现在我们一般用的时候没有这么大的量，张仲景也非常讲究，麻黄的节里边含的成分特别多，所以麻黄去节，就不会引起不良反应。它的不良反应主要是心跳快、脸红、人特别兴奋，出大汗等。

这个方子里的麻黄要先煮，用9升水煮，煮去2升以后，把水上面的沫撇掉再放其他的药，因为沫里边也有一些东西会对患者产生不良反应。

在我年轻的时候，跟张道宽老先生学医，他就经常跟我讲，他喜欢用麻黄。他一旦看到萎靡不振，正气不足的患者，就喜欢在方子里加两三克麻黄配附子，来振奋阳气，振奋机体的能量。

我们一般用的麻黄就是生麻黄，还有蜜炙的麻黄，这种蜜炙麻黄的药效就和缓多了。

麻黄能发汗，散去遏制卫气的寒邪，通卫气。桂枝是把营阴之气通开，是通血脉的。因为散寒了，"防御部队"到达不了指定的位置也不行，所以这时候要让血脉通畅，营卫调和。这样您的正气、经络才能到体表防御外邪。所以，麻黄和桂枝配起来，就是让营卫中的邪气都通行无畅，把寒邪散掉。

麻黄汤中的杏仁，是降肺气、理肺气的。大家一定要知道，肺不是一直往外出或者往里来的，因为呼吸要收发自如，所以宣发与肃降是肺的功能，它是配合在一起的。麻黄配杏仁可以宣肺平喘，恢复肺的宣发肃降的功能。

这个方子往外走、往里走、往上走、往下走的药都配合得非常好。

炙甘草是和中的。因为患者这时候的身体还比较壮实，还有能量能动员，所以喝完药以后不需要再喝粥助汗了。

这个方子，大家一般认为特别猛。实际上把麻黄喝下去，发汗不是特别强，桂枝喝下去发汗也不是特别强，只是这两味药配合在一起，确实有让身体发汗把寒邪解掉的作用。所以，麻黄汤也是千古名方。

但有的人用了麻黄之后，就会汗出收不住，所以后世用麻黄的人并不多，很

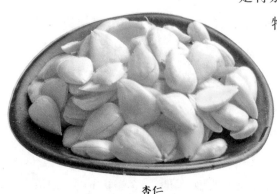

杏仁

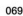

少有人一感冒就开麻黄。后世大多用紫苏叶来代替麻黄轻轻地发汗，所以麻黄汤的应用跟桂枝汤比就不是那么多。但是只要汤证对应了，应该是用上就见效了。

有人说喝了好多服麻黄汤，这是不可能的，一般一服就能解决问题，后边就不用再喝了。

 ## 营气不足，血气微少，不能发汗，就用小建中汤加当归、黄芪

许叔微跟患者说了，您这是麻黄汤证，但是有一个问题，他的尺脉弱，仲景云："尺中迟者，营气不足，血气微少，未可发汗"。

张仲景认为尺脉如果跳得缓慢，是营气不足，血气微少的表现，这时候就不能给他发汗。所以，许叔微就开了"小建中汤加当归、黄芪"给他慢慢地喝。

小建中汤就是桂枝汤里的芍药的量翻一倍，再加点饴糖。当归是养血的，黄芪是补气的。

第二天，患者就不耐烦了，他的家属早上、晚上一直在跟许叔微说，"您给他开点发汗的药"，甚至说话都有点不客气了。

这时候许叔微看病的待遇其实跟喻嘉言有点像——免费上门为患者治病。他没给患者开发汗的药，就先给他扶正了，患者不理解，开始出言不逊。

许叔微心说，这是我的老乡，我先别生气，我忍忍他，就接着让患者喝药。

到了第六七天的时候，患者尺脉就感觉有劲了，跳的速度正常了，这时候许叔微才开始用麻黄汤。

患者喝了两服，然后说胡话、烦躁，而且觉得闷乱，这是气血开始运行了，患者的身体也开始调整了。过了一会儿，他稍微平静了，就开始出汗了。调理了5天，患者的病就彻底好了。

有人就会说，许叔微治病也太磨叽了，一开始就给患者发汗不就完事了吗？一个感冒还治了这么多天。

这位患者还真未必能一开始就发汗，实际上许叔微治的是人的身体。患者的尺脉跳得迟，说明他的身体是有问题的，要将他的身体慢慢扶正，把这个调好以后，外邪就祛除掉了，身体的正气才会足。所以，许叔微治病的过程是一个扶正祛邪的过程。

许叔微后边自己又讲，他说，"张仲景虽然说，对上了麻黄汤证，就赶快去治疗，但是您一定要知道表里虚实是什么状态。如果不按照正常的次第走，病虽然暂时好了，但是虚损了五脏，日后您的寿命将会被缩短。"

一定要考虑正气足不足，再看能不能发汗

许叔微讲了一个故事，说昔日"范云为陈霸先属"。陈朝的开国皇帝陈霸先办登基典礼，这任务就给范云了。马上要到日期了，结果范云感染了风寒，所以他就请名医徐文伯来看病，他对徐文伯说："能不能让我马上好？我有任务要完成。"

徐文伯就说："让您的病立刻好很容易，但是您的正气会受伤，两年以后身体可能够呛了。"

范云就说："我的任务早上完成，晚上死了都无所谓，何况是两年，您就赶快给我治吧。"

于是徐文伯把地里的砖烧热了，在上面辅上桃树叶、柏树叶，然后再把床席放到上边，让他在上面躺着。顷刻，范云就出汗了，汗出以后，徐文伯拿中药药粉往他身体上扑，收汗。

第二天范云就好了，他特别高兴。但徐文伯说，"这不是一件高兴的事，因为您的正气已经受伤了。"

果然，两年后这个人就死了，为什么会这样呢？

许叔微说，他的汗本是发不出来，强行发汗就伤了自己的正气，导致寿命被影响，只想让病赶快好，这哪行呢？

古人对发汗是特别讲究的，许叔微开麻黄汤，一看脉不对，他都给您用小建中汤，不敢给您发汗。不是我们今天想象的，只要一受外邪，不管身体里边虚不虚，就发汗。古人一定会考虑您的正气足不足，才看能不能发汗，这是特别慎重的。

服用麻黄汤的 9 种禁忌

在《伤寒论》里，张仲景一共讲了麻黄汤的 8 个症状，9 条不要用麻黄汤发汗的条文，所以叫麻黄八证九禁。

这 9 种禁忌，其中一个就是"尺中迟"，就是许叔微碰到的这种情况。

张仲景认为：

1. 营气不足，血气微少，这样的人不能发汗。

因为营气是体内的液体，血汗同源，我们体内能够利用的液体实际上是定量的，当血亏的时候，它就转化为血液，当津液亏损的时候，它就转化为津液。

如果您本来就血少的话，再发汗就会更加损伤营气，让身体受伤。所以，对于血少、津液不足的这种情况一定要严格限制，不能发汗。

2. 尺中迟者（里虚者），不能发汗。

张仲景解释，这是里虚。您的正气一定要足，体液、津液才能充足，汗才能出来。

现在您的身体里边很虚，津液不足，跟尺中迟是一个道理，都是津液不足的里虚。

当体液不足的时候发汗，就会伤害您的正气。

3. 咽喉干燥者不要发汗。

因为咽喉干燥有可能是肾阴不足。肾经循行到咽喉，如果肾阴不足的话，咽喉就会特别干，这时候您再给他发汗，就会把体液全发出来了，让里边的阴液更加不足。

4. 小便频的、尿疼的人，有湿热在里边，也不能发汗。

这时候您用热药发汗，会导致下焦热得更厉害，出现尿血。

5. 得疮的人，虽然疼痛，也不能发汗。

汗出来了您就会开始抽搐、痉挛，为什么会这样？因为生疮的人往往是体内有热毒聚集，您的体液、津液往往会受伤，所以这时候您发汗会导致阴血亏，然后就会抽筋。

6. 流鼻血的人，不能发汗。

因为流鼻血说明已经血亏了，这样人再发汗，阴血就更不足了。

7. 平时就爱出汗的人，不能发汗。

因为血汗同源，再发汗，您的津液就会流失得更多，这样您的阴血亏少，身体就更受不了了。

8. 脾胃寒的人不能发汗。

这种人的气血是凝滞的，不是发汗就能解决问题的，您要温里，让经脉慢慢通畅，汗自然就出来了。现在您的身体里的气血凝滞，您强行发汗，往往会伤您的正气，而寒又没解掉。所以，不要认为用麻黄汤就能解掉身体里边的寒，实际上这时候您发汗反而会更伤正气。

9. 心悸或者心脏偷停的人，他们往往是气血不足的，也不能发汗。

这样的人一发汗，心阴大伤更容易出问题。

张仲景创了一个发汗的麻黄汤，但他写了很多禁忌出来，这些禁忌主要包括身体津液少、阴血亏少、正气不足，里边有寒气，所以您一定要保护好您的阴液、津液、阴血，把它们补足。如果有寒，就把寒气散掉，把里边暖过来，把里虚补足，这时候再发汗，病才能好。

吃苏叶、补中益气丸或者山药粉，就能补足身体正气，外感就很容易好

我们不要认为受寒了，就要发汗。我见过很多人确实是不断地给自己发汗，结果搞得身体越来越虚，下次风一吹就感冒，这跟不合适地发汗是有关系的。

我之前也用苏叶，有些人确实是正气不足，我用苏叶给他发汗，发完汗以后，再吃点补中益气、扶正气的东西，给他把正气补足。如果不补，下次还用苏叶给他发汗，这样是不行的。

后来，我就让大家吃山药粉，喝山药水来扶正，让汗慢慢地出来。您的正气足了再出汗，这才是正确的治法。

我们还要知道，阴亏的人发汗要注意，这种人往往会伤阴很厉害，所以这种情况下要滋阴、养血，把身体调一下再发汗会更好一些。

当您把阴血养足以后，身体的气血正常运行，汗出，外邪就解掉了。

🌀　不是什么情况下都可以发汗

我们上面跟大家介绍是汗法，大家都知道传统的汗法，比如一感冒，就喝点生姜汤，或者弄点葱白煮水喝。这是老百姓特别简单的做法，我们懂得中医的道理以后就知道，不要盲目地发汗。

过去的老百姓很讲究，会在用的葱白水里边放点红糖，养血，但我们现在的人不知道，就想发汗而已。

发汗绝对不是目的，是为了让气血通畅，让身体的正气能运行开来，把外邪解掉。

大家千万不要认为什么情况下都可以发汗，张仲景讲的一些发汗的禁忌，是我们要学的。**当您身体里边的正气不足时，精亏血少时，就不要轻易地发汗。**

因为您的能量不足，您非要去"打仗"，肯定要消耗大量的能量。所以，许叔微治疗老乡邱忠臣的这个病例用药就特别谨慎。

治疗的时候不着急，要一点点扶正，最后再正常地用方子把病治好。要为身体长期考虑，发汗只能解决一时的问题，您的身体正气不足，把外感治了，身体还是有问题的。如果把您身体的正气补足，再发汗，治外感就很容易了。

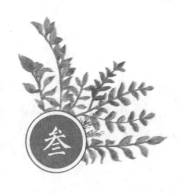

外感之后，
一切以恢复正气为主

怕冷、发热、眼睛睁不开，喝小柴胡汤

一位叫李思顺的患者，得了伤寒，怕冷、发热，"口中气热如火"，好像嘴里冒火，呼的气都是热的，已经七八天了，眼睛闭上了睁不开。

这时候他就请许叔微来看病。许叔微给他诊脉，脉很紧。许叔微就判断，这一定是错误地用了汗法，有医生给他发汗了，然后又给他泻下了，结果把他的身体搞坏了，"此坏证矣"。

过去说"坏证"，就是比较严重了，病被治坏了，进入了一个比较微妙的、不好挽救的状态。如果是"顺证"，应该是容易治疗的。

患者的家属都说，确实如此，之前请了一位大夫，3 天前给他发汗，发完汗病没好，又请了一位大夫，觉得他体内应该是有热，给他泻下。患者下完以后，眼睛就睁不开了。

　　我们一般没碰见过眼睛闭上睁不开的情况，这是一个难题。许叔微就用小柴胡汤来治，患者喝了5次，病就好了。

　　大家都好奇，就来问许叔微，说："您怎么知道他用过汗下的方法？"

　　许叔微作为经方派的创始人，他把《伤寒论》读得很透。

　　他说，张仲景在论脉的时候讲过，如果身上发热，口中勃勃气出，头疼目黄，这就是身体里有热，原文里还有鼻子出血。

　　如果这时候您错误地用了下法，就会让眼睛睁不开。

　　如果患者的脉都很紧，眼睛里边红血丝特别多，看东西不清晰，就说明有热，这时候津液就不足了，又给他发汗，咽喉就容易生疮、受伤，如果您再用下法，两个眼睛就会闭上了。所以，这就是许叔微判断患者的眼睛闭上了跟误汗、误下有关系的依据。

　　许叔微最后说，要用小柴胡汤来治疗。这个医案很简单，就讲了一个症状。

正气不足的人，生病后错误地用了汗法，会更加损伤自己的正气

　　这个医案很简单，但是里边的内容我们能品点味道出来。

　　我们看病，一定要看人的正气如何。张仲景在《伤寒论》里把桂枝汤放到第一个，就说明他特别重视正气，桂枝汤是扶正的、调和营卫的。

　　《伤寒论》里边，张仲景论述过很多，如果您治错了，在不恰当的时候用了不恰当的方法，如错误地发汗、错误地泻下（少阳证忌汗、吐、下），身体的正气就会开始不足，对外邪的抵抗也会变得时

断时续，一会儿发热，一会儿退热，即往来寒热。

少阳证是身体的正气不足了，但是还在抵抗，这时候千万不能做泻正气的事，比如泻下、发汗、吐，那都会伤津液、伤正气。

汗、吐、下三法，用错了往往会伤正气、伤津液、伤阳气、伤阴气，导致脉阴阳俱紧，处于紧绷的状态。所以，这时候就一定不要误用汗、吐、下三法，要保护正气，这非常关键。

我们中医在治疗外感的时候一定要考虑患者的正气如何。如果这时候错误地用了汗、吐、下这3种方法，正气就会虚弱，外邪会往里走，我们叫引邪入内。

这种情况很多，比如，我一直给大家讲，发汗只是一个标志，身体的气血通了、暖过来了才是我们的目的。但有人不懂，他觉得邪气能够随着汗出来，就使劲发汗，结果津液不足，营气就受伤了，防御空虚了，外邪反而容易进来。这是一种引邪入内，自毁长城的做法。

汗、吐、下三法都是让气血正常循环

我们一定要了解，汗、吐、下三法都是为了让体内的气血能够正常循环的方法。

当我们受寒了，气血凝滞了，就需要通开，去暖它，用热的药微微发汗后，气血通了，就能驱邪外出了。所以，我们遇到寒邪导致的凝滞，才用汗法。

我们如果遇到食物积在中焦，导致气血运行出现障碍，无法跟外邪进行抵抗，那就用吐法把积食吐出去，吐出去以后，气通了，就好了。

　　粪便在身体里燥结，导致气机不通，就会越来越热，耗伤津液，您就要用下法。

　　我们一定要搞清楚，汗、吐、下都是为了清除阻碍气血运行的障碍，不能乱用。错误地用汗、吐、下就会伤正气。

　　这个医案里的患者受了外邪，是热证，嘴里出的气像火一样，很热。其实这时候患者的津液是不足的。

　　《伤寒论》里的医案，后世的温病学家所研究的基本上是热证。这时候应该用辛凉解表之药。

　　当时的医生不懂，只看到一部分，就给患者出大汗，然后津液就不足了。一方面正气损伤；另一方面津液不足，医生又给患者泻下，外邪就往里走了。

　　肝开窍于目，如果我们的津液受伤，肝阴不足，眼睛就会受影响，睁不开。

　　正气不足，津液受伤，都会导致眼睛出问题。张仲景讲误汗和误下的时候，都讲过眼睛闭上的事，实际上都跟正气不足、津液受伤有关。

　　这是极端的例子，不是每个人得了感冒，都会这样。

　　如果是一个卧床的患者或者老人，已经很虚弱了，您再给他错误地发汗，他就会觉得特别疲惫，就会有眼睛没力气睁开的表现。张仲景说，这就是危殆了。

　　这个医案提示我们，在治疗外感病的时候，要考虑正气，知道"作战"的根本是正气，用错误的方法导致正气不足了，这都不是好事。

　　为什么许叔微后来用小柴胡汤呢？这是一个和解少阳的方子，里边有人参、炙甘草、生姜、大枣，这都是扶正气、守护中焦的，再加点柴胡、黄芩，寒热并调，半夏化痰，把痰湿往下降一下，能让气息调畅。

在后世遇到这种情况，还要往里边加一些养阴、补津液的药，这样可能会更妥当。

许叔微用小柴胡汤，有可能是因为他前面看到的症状是少阳证，这是禁止汗、吐、下的。所以，学医案要学的是思想，治疗外感病的时候，正气特别重要。

人的身体壮实，您就可以用汗、吐、下的方法，但如果身体不壮，就要特别谨慎。

我们用汗、吐、下的方法，是为了清除障碍，这是我们要学习的思路。

身体的正气是根本

在治疗外感病的时候，正气特别重要，它是根本。我觉得，之所以会得外感病，一定是因为正气不足，所以要扶正。

我一直推崇怀山药，只要得外感病，就用怀山药扶正，往外顶邪气。有时候碰到气虚的人，我还会用人参、党参；遇到阴虚的人，我还要加熟地黄、生地黄、阿胶。这都是为了保护正气，正气永远是您"打仗"的根本。

在调理内伤病时也是这样，正气永远是我们身体的根本。郁结、堵塞、瘀血、痰湿等，这些都是让气血、正气不能运行的障碍，把它去掉以后，还是要扶正气。

扶正的思想永远是根本的，您不要总想着通过汗、吐、下的方法把邪气祛除出去，汗、吐、下这些方法都是为了让正气恢复正常运行而已。

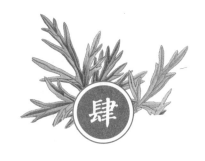

阳气不足，水湿泛滥，
可以用真武汤

❧ 强行出汗，发汗太多，用真武汤、
清心丸、竹叶汤治

下面这个医案很有名，叫《筋惕肉瞤证第十七》，我之前好像在写中医故事的时候写过。

乡里有一人姓京，他以卖绳子为业，大家就给他起了一个外号叫"京绳子"。他的儿子将近三十岁了，刚得病时，身上微微出点汗，脉弱、怕风。

我们学《伤寒论》的人都知道，身体比较弱，抵抗力不足，要用桂枝汤。结果医生不懂，他以为这是麻黄汤证。其实麻黄汤证是发热，但不出汗。

医生不知道，就给他用麻黄汤，结果患者汗就出得更多了，并且开始发热、心痛、惊悸，晚上躺在床上还睡不好，说胡话，不认人，神志不清，感觉身上筋、肉在跳动。

医生一看就傻了，不知道怎么治了，以为是肝风内动、心火旺盛。因为患者有点昏迷，神志不清，所以医生就给他用镇心之药治。

这时候他们就请许叔微来，许叔微一看，说："汗出得太多了。"

强行给他发汗，导致了错误的后果。这时候怎么办？

许叔微就说："仲景云：'脉微弱，汗出恶风者，不可服青龙汤，服之则筋惕肉瞤，此为逆也。'"如果这个人出汗，脉很弱，又怕风，您就不可以给他服青龙汤，不能再让他发汗了，您的治疗方向是不对的，一定要用真武汤来治疗。这是一个很重要的方子，为什么用真武汤？

他是太阳病发汗，汗出了没效果，仍然在发热，心悸动，都要倒在地上了，就用真武汤。

这是张仲景的原文告诉大家的。于是，许叔微就给患者用真武汤，他喝了三服，主要的病症就没了，然后用了点清暑解火的药，比如清心丸、竹叶汤，把余毒解掉。只用了几天，患者的病就好了。

这个医案很短，引出了真武汤，它是怎么回事？

真武汤是一个镇体内的水的方子

真武汤是张仲景的一个非常重要的方子。大家想了解一点中医的话，就要了解一点这些方剂，看中医都用什么方法来治病。

真武汤是基础的方剂，是千古名方，它到底有什么奥妙？

"真武"这两个字是不同寻常的。古代的时候，四方配四兽，东边青龙，我们有小青龙汤、大青龙汤；西边白虎；南边朱雀；北边真武，甚至有神的形象，真武大帝。当年修武当的时候，就修了真武大

真武汤

配方

茯苓三两（9克），

芍药三两（9克），

生姜（切）三两（9克），

白术二两（6克），

附子一枚（炮，去皮，

破八片，9克）。

功效

温阳、利水、健脾燥湿。

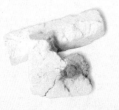

茯苓〔主治〕胸胁逆气，忧恐惊邪，心下结痛，寒热烦满咳逆，口焦舌干，利小便。治腹水、胸水及水肿病症。主治慢性肺部疾病及痰多不易咳出，心腹胀满，小儿惊痫，女人热淋，肾积水。

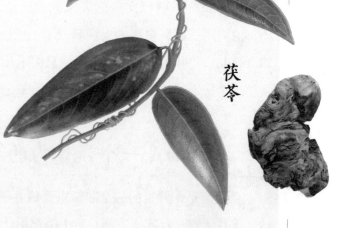

茯苓

茯苓

芍药

生姜

白术

附子

帝的大殿，供奉真武大帝，坐镇北方。

东方对应的是木，南方是火，西方的金，北方的水，中间是土。所以，真武是镇水的。

真武汤的方子是温阳、镇水的，阳气能把水镇住，叫水火既济。

真武汤中的茯苓是化水湿的，白术是健脾的，脾属土，土强壮了才能控制水，您用茯苓把水湿泻一泻，就控制住了。然后配附子，它是真武汤里非常重要的一味药，温阳的，脾土需要暖，我们就"点火"把它暖过来，水湿才能化掉。芍药有利小便、敛阴的作用，它配附子能够克制附子的热，不让您太热了。然后配点生姜，生姜跟附子配合，是温阳的、暖的。

这个方子用非常简单的几味药，温阳化水湿。

真武汤治肚子疼、四肢疼痛、腹泻、咳嗽、心悸、小便不利

我们根据它的名字，根据药方的组成，就知道它有温阳补脾土、化水湿的作用。它能治疗阳虚水犯之症，就是阳气不足以后，就像太阳慢慢地不明了，要被遮挡住了，阴气出来了，导致体内阴寒过剩、水湿泛滥的病症。

张仲景说："太阳病发汗，汗出不解，其人仍发热，心下悸，身瞤动"，身体的肌肉跳动，浑身抖，像要往地上倒了一样。

另外来讲，少阴病就是病到少阴了，说明阳气已经非常不足了，外邪已经到里边一层了。病情两三天没解掉，到第四、第五天的时候，患者就会开始肚子疼、小便不利、四肢沉重、疼痛、腹泻，"此为有水气"。其实还有什么病？"其人或咳，或小便自利，或下利，

或呕，真武汤主之"。

我们在生活中应该怎么应对这些症状？我们慢慢地细聊。

我学《伤寒论》有一个特点，我也把这个方法教给大家，大家以后再增加一个思路，就是怎么看一个方子。

用每个方子的时候我都把人想象为一个模型，您对应上这个模型以后，就知道它治什么病了。比如说，我在学生时代学真武汤的时候，就把人想象为一个液压系统，里边有管道，上面有孔，水在里边循环。如果您的阳气不足，水湿泛滥的话，液压系统的液体多了，在各个位置会出现不同的问题。比如说在孔窍——眼睛、耳朵、鼻子等，水湿多了就会从孔窍冒出来。

我们人就是这样。比如说，真武汤证是小便不利，我们为什么会小便不利呢？因为脾阳不足、肾阳不足，无力化水湿，水湿在身体里停滞，小便就不会正常。肾阳足了，膀胱气化正常，尿就哗哗地出来了。

您的脾阳弱了，水把土淹了，水出不来，就会跑到四肢去，导致四肢沉重、疼痛。所以，它的汤证里有四肢沉重、酸胀，这时候还会浮肿。

如果膀胱气化不利，水湿流到肠道里去了，小便和大便之间分配不均了，大便系统出问题，于是就会腹痛下利。

水湿在身体里压迫我们的五脏，气就会往上逆。如果水湿之气迫于肺，就会咳嗽，迫于胃，则往上呕。如果水气凌心的话，上边的脏器就会受水湿之气影响，出现心悸。

这些症候全是体内水多了以后，我们的系统被水压迫出的问题。如果水湿之气继续往上冲的话，就会头晕。

还有一个症状很奇怪，就是身体的肌肉跳动，人都快要晃倒了。

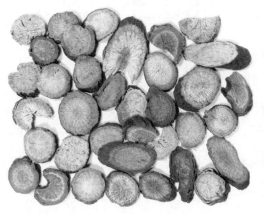

芍药

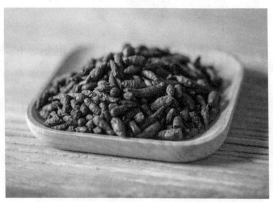

附子

这是因为，如果水湿之气进入经络，经络里的津液就会变少，不能濡养经络，结果经络就会出问题，出现痉挛、抽搐，导致肌肉跳动。

一般情况下，跳动分两种，一种是体内津液不足，可以用芍药甘草汤，酸肝化阴来滋补津液让它正常。我经常说，治疗眼皮跳动用芍药甘草汤就行。另一种就是阳虚水泛之症，水湿压迫经络，我们用真武汤治疗。

水湿和津液不是一种东西，大家一定要知道这个概念。我经常说阴虚的人也可能水湿重，那阴虚的人多喝水，阴不就足了吗？其实水不能直接转化为体内的阴，您必须有功能、有力量让它转化。就像水湿在体内，阳气无力运化，到处都是水，这是您没法利用的水，在体内是废物，它会欺负心、肺、胃，导致心悸、咳嗽、呕等。当它进入经络时，把经络里正常津液的位置占了，津液就会少。

因此，张仲景就在真武汤中用了芍药这味药。芍药是克制附子的热性的，能柔肝敛肝，利小便。其实，芍药还有柔筋、生津液的作用。

许叔微治的这个患者也是，他本来是阳虚的，津液不足，医生给他用麻黄汤强行发汗，津液就更加不足了，这时候怎么办呢？就用真武汤，一方面温阳利水；一方面用芍药补足经络里的津液，这样人才能正常。这是真武汤的一个要点。

张仲景为什么是医圣？我觉得他考虑得太仔细了。这里有一个细节，他考虑到人发汗过了就会致津液不足，所以利水的同时，还要把津液补足，让经络里边的比例正常。

水湿并不是在经络里能走的东西，它不能被化成体内的津液，所以这个患者会出现筋惕肉瞤的表现。

真武汤证患者舌头是胖胖的，舌质是淡白的，上边齿痕比较明显，水湿重，舌苔厚腻，没有生机，像一条胖胖的、白白的大鱼一样。这种舌象就是阳气不足、水湿泛滥。出现这种舌象的患者大小便就会出问题，如大便不泄，稍微受凉就哗哗泻，小便不利。还容易出现咳嗽，心下悸，肌肉跳动，呕吐，四肢特别疼，很沉重，没劲等表现。

如果出现了这些症状，我们要考虑温阳把水湿化掉，这样病就好了。

许叔微给患者投了真武汤以后，他喝了3服，主要的病症就被逆转了，阳虚的格局就被扭转了，水湿就哗哗地泻掉了。

这就是真武汤方剂里的内容。我们要知道，生活中相当多的人都阳气不足、水湿很重，对这样的人，我们就可以用真武汤调理。

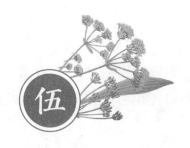

体内水湿重，就用真武汤

阳气不足导致咳嗽，就用真武汤、香砂六君丸

真武汤是一个温阳祛除水湿的方子，非常经典，治疗阳虚导致的水湿泛滥，效果特别好。

我举例来给大家来说说真武汤是怎么治病的。

当阳气不足、水湿泛滥时，水气就会往上反，会侵犯肺、心脏、胃等，侵犯肺，患者就会出现咳嗽、咳喘的情况。

下面这个病案，是有关沈才栋医生的。

有一位姓洪的女士，56岁，患咳喘5年了，每次遇到天气变冷的时候，咳喘就加剧。

很多人都有这种情况，一到秋天，天冷了，马上就开始咳嗽。

这位患者来诊病的时候，正值初冬，天气突然冷了，老病就又发了，白天晚上都咳喘，不能平躺着，痰多，很稀薄，怕冷，尤其是后背特别怕冷。

再一看，她的脸上白白的，没有光。手脚冰凉，小便短，大便不成形，这些跟阳气不足的情况吻合。她的舌苔也特别白、滑润，唾液很多。

我说过，阳气不足、水湿重的人，舌头胖大，舌质是淡白的，舌苔厚，上面唾液多，有齿痕。

这个舌象跟她的症状一结合，就是阳虚的表现。

这怎么治呢？医生就想说，"证属脾肾阳虚，水气犯肺之候"。

为什么患者会不断地咳嗽呢？因为她体内的阳气太弱了，无力控制水湿，所以水湿之气都往上反，侵犯了肺。

这时候就用真武汤来治，用茯苓、生姜、干姜、白术、制附子、白芍各10克，细辛、五味子各3克。这用得非常巧妙，都是温化寒饮的。阳气不足引起的咳嗽、肺气虚弱，就需要把邪气往外发散，张仲景就会用细辛往外散寒，再用五味子再收敛一下肺气。

患者吃了5服药之后，诸症马上就开始缓和了，吃了20服药后，病就好了。后来，医生用香砂六君丸给她慢慢地补脾胃、调脾气，巩固了一个冬天。

真武汤的汤证就有阳气不足、无力控制水湿、上迫于肺导致的不断地咳嗽。所以，这是一个非常典型的病例。大家遇到这种阳气不足为主，水湿很重的咳嗽的时候，要想到古人已经为我们指明了方向。

病毒性心肌炎，用真武汤

再讲一个顾树华医生治疗心悸的医案。

倪女士，42岁，心悸快2个月了，外感发热20多天。患者上个月在其他医院中诊断为病毒性心肌炎，就住院治疗了。气急，乏力，体温38.2℃，用了多种抗生素，静脉点滴了20多天，仍发热不退。且在用了抗生素以后，患者反而病危了。医生就又给她加了清热解毒的药，配了点生脉散，但体温还是没降，心悸还加重了。这时候患者一看不行了，要求出院，就来请这位顾医生诊断。

患者躺在床上总是想睡觉，说话没劲，阳气不足，心悸很严重，眩晕，脸和脚都明显浮肿，且患者出汗以后，体温38℃，不想吃东西，脉跳一下停一下，舌头颜色是淡的，苔是薄白的。

这些都是阳气不足、水湿泛滥的表现，但患者又是有热的，那么需要给患者用清热解毒的药还是温阳的药？

我总说，您要搞清楚大方向，搞不清楚的话，您搞反了，患者就会病危。

像这位患者，她不是那种亢奋的感觉，而是低迷，昏睡，不想吃东西，说话也没劲，喘气费劲，脸、脚都是肿的，说明她的阳气不足，湿气特别重。

顾医生就诊断她是水湿往上来了，水气凌于心导致的心悸，于是用真武汤给她温阳镇水，引火归原。

他用了附子片60克，茯苓、白术各15克，杭白芍12克，生姜3片。

患者喝了两天以后，体温降至36.8℃，精神好转，心悸减少，汗少，不眩晕了，饮食开始恢复了，脉还有点像原来那样，舌头还是舌质淡，苔薄白。医生就又给她用上面的方子加肉桂、远志、砂仁，调理一个月左右病就好了。

当您的阳气不足、水湿重的时候，您身体内部的系统各个部件都会受到影响，如心脏、肺等。

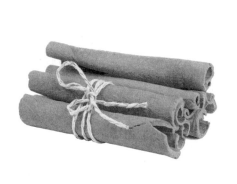

肉桂

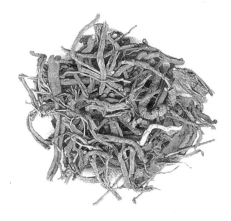

远志

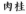 ## 眼皮跳动，用真武汤

下面是黎明质医生的一个眼皮跳动的医案。

李女士，56 岁，左边上下眼皮跳动 3 年了，多方治疗都没有效果。最近一个月，患者病情加剧，一天发作数十次，每次 3~5 分钟，眼皮跳动的时候，看东西都看不了，什么都干不了，必须用手压在眼皮上，直到跳动停止，但她的视力不减。

除了这个症状，她吃饭、大小便都基本正常，但是平时易怒、抑郁、情绪不稳定，舌头淡，苔白润，脉寸浮尺沉。

其实一般眼皮跳动，我们都认为是津液不足，无以濡养经络所致，常用芍药甘草汤治疗，效果非常好。

但是，所有的病症都有阴虚、阳虚两种症型，不可能这个病就一个症型。您看她的表现，舌淡，苔白润，其他症状没多写，但仔细分析，这就是阳虚，水湿泛滥，阻塞经络了，这时候患者经络里边的津液就会变少。

真武汤里为什么加白芍？医生说，"肾水冻结，木失所荣"，这跟肝风有关。

因为这个人的情绪不好，阳气不足以后，水湿泛滥，肝木郁陷了，这也是肝风内动的一种，我们也可以认为是水湿。水湿过剩，经络里边的津液少了。

这时候怎么办呢？

用真武汤温阳。制附片 6 克，白芍 20 克，芍药用的量多，它有收敛津液的作用。用茯苓、谷芽各 15 克，白术、僵蚕、防风各 10 克，开了 5 服。

这个方子稍微改了一下，加了僵蚕，这是防风、祛风的。但是核心还是真武汤。

患者服用 3 服后，眼皮跳动的感觉就好多了。5 服药喝完以后，病就好了。然后用"柴芍六君子汤五剂善后"，一边帮她补脾，一边疏肝、柔肝，7 个月都没有复发。

这个病例也很典型，是阳虚水泛性引起的经络津液不足，导致肢体，尤其是皮肤的抽动。

为什么真武汤里用白芍？白芍不光利小便，还排邪水；不光敛肝，它还有滋润、滋补经络的作用。这是白芍在方子里的特殊作用。

类似的医案有很多，比如说有的是身体不断地抖动，有时候甚至站不住，觉得脚下像踩着棉花似的，一站起来就往前跌倒。

这种情况有时候需要镇肝息风，用点滋阴、镇肝的药。但明显阳虚的时候，我们就用真武汤，一方面温阳化水湿；一方面补充经络里的津液，这样治疗的效果就特别好。

张仲景原方的方证里边就有浑身抖动，要往地上倒的症状，这种情况用真武汤，效果就特别好。

崩漏、阳虚，用真武汤，右归丸加减

除了这些，真武汤还能治疗一些孔窍之病，因为水湿泛滥以后，孔窍一定会表现异常。

孔窍包括我们的五官，前后二阴等。比如说韩桂茹医生的这个医案，患者是功能性子宫出血。

于女士，43岁，阴道出血两月余，量比较多，在其他医院使用多种止血剂均没有效果。

这时候，她因为出血太多就进行刮宫处理了。

病理报告显示她是增生期宫内膜，有轻度增殖，诊断为功能性子宫出血。

病机分析：患者阴道出血量多，呈黑褐色，未见血块，脸和四肢肿胀，所以是水湿泛滥。然后小腹冷痛，说明她阳气不足，胞宫受到了影响。她小便不利，大便是稀的，不成形，总是尿不痛快，脸上白白的，没有光。这是阳虚的表象，这人应该是萎靡不振的状态。嘴唇特别淡，没有色彩，舌头胖胖的，舌质颜色淡，有齿痕，舌苔特别白，脉沉细，没有力气。

因为阳虚、水湿重，所以她的身体里所有的孔窍器官都会出问题，因此影响了女子的胞宫，我就将其归纳到跟孔窍有关的问题里。

怎么办呢？

"温肾助阳，益火制阴法"，用真武汤，炮附子、白术各10克，生姜6克，白芍、云苓各10克。

患者服了6服以后，血就止住了，然后阳气开始渐渐恢复了，阴霾逐渐驱散，尿量增加，脸上的肿胀开始消退，四肢开始温暖，肚子的冷痛也好转了。然后用右归丸加减补肾阳。

一个月后，患者的月经应期而至，经量适中。医生又问了她半年，患者都说月经正常。

所以，像女性的这种妇科病，用真武汤也很好。比如说有些小便不利、大便溏薄，如果是阳虚，您用真武汤能温阳利水湿，效果也特别好。

一般像这种出血量多的病，我们往往认为是体内有热，要清热凉血等。但所有的病症都有阴虚、阳虚之分，我们一定要分清楚大方向。像这种阳虚的病，您千万不能用寒凉之药，一定要暖过来，把水湿化掉才行，因为阳虚会引起水湿重。

这就是中医的辨证思路，不能看所有的病就一个思路。

感冒过后声音沙哑，说不出话，用真武汤

关于孔窍的病，我再给大家讲一个祝谌予的医案。

患者黄女士，35岁，3个月前感冒了，感冒过后，嘴和咽喉都很干，声音哑，咳嗽痰少。"经五官科检查，咽部充血（＋），双侧扁桃体Ⅰ度肿大，披裂血（＋＋），双侧声带充血，经多方治疗无效。"

患者感觉咽部肿痛，像有东西梗在那似的，声音嘶哑，说不出话来，怕冷，神情疲惫，肢体困倦，这都是阳气不振奋的表现。尿量特别少，很清淡。

"复经五官科检查：右侧声带肥厚，边缘不整齐，前联合稍隆起，充血，活动较差。中医诊察：面色暗滞，形体略瘦，倦怠懒言，精神不振，声沙低沉无力，唇舌淡白"。

　　我们外感过后，一般都喜欢用清热解毒的药，把余邪给患者解掉。尤其是声音嘶哑，经常会用生地黄、沙参、麦冬、玄参等滋阴润燥的东西。但是这位患者阳虚，她不能用寒凉之药。

　　她身体里的水往上走了，压迫了整个经络运行，导致了失音症，医生就"温阳利水，佐以健脾渗湿"，用真武汤加味，熟附子、桂枝、白术、白芍、茯苓、生姜、甘草，加桂枝30克。

　　患者喝了2服后，症状改善了，声音好转。她接着又喝了原方加减4服，就能大声地说话和唱歌了。她到五官科复查，喉部声带充血、肥厚情形已消失。

　　实际上类似的病例特别多，声音沙哑，说不出话来等，其实就是阳虚。

　　但是，我们一定要分清楚，有的是需要滋阴、清热解毒。中医看病是调理人的身体的，您千万不要用错了方法，人的身体出现偏颇以后，才会出现疾病。

　　我们调整身体，绝对不是用一个方子治病，一定要辨证，这是中医的治疗思路。

　　我给大家讲的真武汤治疗的是，因为水湿泛滥，引起身体各个脏腑、部位出现的问题。

　　实际上真武汤的应用特别广泛，张仲景开这个方子是治疗伤寒的，最后发现，如果身体的阳气不足、水湿泛滥了，无力把邪气赶出去，用真武汤效果也很好。

　　它治疗的病五花八门，任何一种疾病，只要是阳气不足、水湿泛滥引起的经络运行不畅、脏腑功能失调、孔窍水湿过重等，都可以用真武汤治疗。

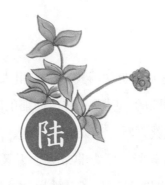

心脏不好，喝桂枝甘草汤

☁ 发汗过多导致体虚、惊悸，用桂枝甘草汤

张仲景是一个心特别细的人，患者得什么病、有什么症状，他都观察得特别仔细，并且把治疗方法都写出来了，这就是我们后世中医辨证的基础，也就是"中医辨证学"。中医诊断辨证的依据，很大程度上就是依据患者的症状。

下面的医案聊的是这件事。

公元 1125 年 6 月，吉水谭的一名商人，得了伤寒病八九天了，他心里有种惊恐不安的感觉，身体总是摇摇晃晃的，医生按心痛给他治疗，但是没效果。于是他们就把许叔微请来了。

许叔微让患者两手交叉掘着胸口，患者感觉不舒服，这就叫叉手冒心证。

其实这种随意的动作，都是有说法的，张仲景都观察在心里了。在中医诊断方面，这种经验是很重要的。

比如，前两天有朋友请我帮他家里人看看舌头，他拍了个视频，刚开始舌头是圆圆的，但舌头在往回缩的时候，瞬间变成了一个尖尖的状态，这时我就判断，这人肝气不舒，压力特别大。她说她在一个著名的会计师事务所，压力非常大，天天对男朋友要么呼、要么喊、要么发脾气，男朋友都吓坏了，然后就这样了。所以我们一定要学会在细微之处看出端倪，在随意的动作里边看出问题的征兆。

张仲景在还没有给患者诊脉的时候，就让他把两手交叉起来，放在胸口，此时患者就会感觉心脏跳得节律有点乱，这种现象就跟他的心脏有关。为什么会这样？因为他发汗发多了，导致人很虚。

张仲景说："发汗过多，其人叉手自冒心，心下悸，欲得按者，桂枝甘草汤证"，这叫桂枝甘草汤证。

患者不是得了寒证吗？发汗把邪气顶出去就行了，为什么发汗就不行呢？

发汗实际上会引起很多问题，张仲景在使用桂枝汤时，一再强调他用完发汗的药调和营卫以后，稍微出一点汗就可以了，这就代表身体里的气血运行正常了。一定不要大汗淋漓，哗哗地往外出，因为您出大汗会伤津液、伤正气，气也会随汗脱。所以，张仲景说一定不要大汗淋漓，如果大汗淋漓，病必不除。

出汗不是目的，只是一种表现，它代表气血运行正常了，津液充满了，正气回来了，所以微微出点汗就行了。这是中医的一个理念。

但张仲景那个时代，很多医生都不懂，觉得发汗好像能把寒邪顶出来，就使劲发汗，结果津液大伤，这是第一个后果。

第二，发汗过多会导致气随汗脱。中医认为血汗同源，它们都是体内的液体，一部分液体会变成血，还有一部分变成津液。当您的身体需要出汗的时候，就会从津液里调出水分来出汗。所以，您如果出汗过多，就会损伤津液和血。

中医说气血同源，气为血之帅，血为气之母，气推动血在经络里走，血是气的载体，承载着气，所以气血是在一起的。如果您的血伤了，载体没了，气也容易脱出来，就飘散了，所以古人特别忌讳出大汗，汗出多了就会伤气血。

我曾经讲过，一位大臣为了给皇上举办庆典，结果得了感冒的案例。这位大臣请了名医来，名医说可以给他发汗，但他的正气不足，发汗了可能会缩短寿命，但大臣不怕。名医就把他放在燃烧的桃叶上边蒸，出汗后第二天感冒好了。但是，两年后他就死了。

过去有些医生确实不懂，他们给患者使劲地发汗，如果是心经虚弱的人，发完汗以后，心经就会有问题。像上面这种患者，大汗出来以后，就会心阳不足。

有的朋友会问："发汗一定是用的温热之药，用了温热之药怎么正气会更加不足呢？"

虽然您用的是温热之药，但在大汗以后，正气受伤，尤其是津液大伤，气就会随汗脱，所以正气会更加不足。

因为您的身体里边更虚了，大汗就相当于把身体掏空了，身体掏空了之后当然会寒，所以张仲景用桂枝甘草汤治疗。

心脏不好，喝桂枝甘草汤、黄芪建中汤、真武汤恢复

桂枝甘草汤特别简单，就两味药，桂枝和炙甘草，但是大家别小瞧这个方子，它是补心阳的祖方，专门补心阳，恢复心阳的功能，炙甘草汤里边都有这个方子的影子。

桂枝甘草汤

配方

桂枝四两（去皮，12克），
炙甘草二两（6克）。

功效

治疗发汗过度导致的心悸、
心阳虚。

梢〔主治〕生用治胸
中积热，去颈中痛，
加酒煮玄胡索、苦楝
子，效果尤妙。

头〔主治〕生用能行
足厥阴、阳明二经污
浊之血，消肿导毒。
主痈肿，宜入吐药。

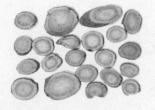

甘草根〔主治〕补中宜炙
用，泻火宜生用。

甘草

张仲景是医圣，他观察得特别仔细，他说："发汗过多，其人叉手自冒心，心下悸，欲得按者，桂枝甘草汤主之。"

许叔微讲，如果患者总是惊恐，心里慌，也是阳气亏虚的表现。有些心脏不好的患者可能会有这种体会。

我在读书的时候，没重视身体健康，那时候刚刚学中医，比较刻苦，经常感觉心里很惶恐，心不安，有时候晚上睡觉都有点慌慌的。这就是正气不足、心的阳气亏虚。

很多患者在心脏出问题后，心气亏虚，也会有这种症状，有时候感觉像中了邪一样，这是非常不正常的。这种情况下我们就要温心阳，用补正的药慢慢地给它缓过来。我当年也是这么慢慢地养过来的，后来就没有这种感觉了。从此我对这事就有经验了，我敢给大家讲了。

桂枝甘草汤里只有桂枝、炙甘草两味药。桂枝是肉桂树上面的细枝，它温阳、通络，尤其通心脉。

甘草是和中的，还有解毒的作用。炙甘草，就是把甘草用蜜烘制，一般放在冰箱保存，要不然会生虫子，因为有蜜，特别甜。它能补正气、复脉，对阳气不足导致的心脏跳动节律失常有作用。

现代研究发现，炙甘草有点激素类的作用，比如，它能像皮脂腺激素一样，调整心律不齐。

当时，我就好奇古代人是怎么知道这些事的。

比如，张仲景在炙甘草汤里放了火麻仁，我们知道它是通便的，但是现代人研究出它有修复受损的心肌细胞的作用，所以别小瞧古人，虽然他们缺乏科学知识，对大自然认识粗浅，但他们还是有一些经验的。

温阳通络的桂枝，配上补气复脉的炙甘草，能振奋心阳，是恢复心阳、补心阳的祖方。我们现在就往上加味，比如，我当年心阳亏虚，加的是人参，因为人参有镇惊、安魂魄的作用。心阳不足，魂魄就会不宁，会摇动。人参把正气补足了，恍惚的感觉就会消失。如果津液不足，就配点补充津液的麦冬。

桂枝甘草汤是单纯温阳、通络、通心脉的，许叔微是怎么用它治这个患者的病的呢？

许叔微就在桂林甘草汤的基础上，"投黄芪建中、真武及甘草桂枝，渐得平复"。

其中，黄芪建中汤是《金匮要略》里边的方子，就是在桂枝汤的基础上把白芍的量翻一倍，再加黄芪，它是补脾胃的，让脾胃的阳气恢复。待患者脾阳恢复之后，许叔微就用真武汤给其补肾阳。从根上调，使患者的心阳、肾阳恢复。

黄芪建中汤、桂枝甘草汤、真武汤，这三个方子一起用，患者的病就好了。

不要过度发汗

这个医案让我们学到的一点就是不要过度发汗，这是错误的治疗方法。对于身体壮实的人，有麻黄汤证的人，您可以发点猛汗，但是一般情况下，身体稍微亏虚点的人就不要乱发汗，等气血调和了，稍微发点汗就可以了。

张仲景就告诉我们，喝了桂枝汤，漐漐汗出就可以了，后边就不用再服了，没出汗就要再喝一碗。汗一出，您的药量就到了，后边就不用喝了，这是他治病的方法，尺度要把握好。

发汗只是一个结果，是气血通调、阳气回到体表的表现。

使劲发汗的后果就是汗出过多、津液不足、气随汗脱。

∽ 心脏跳动得有点乱，喝桂枝甘草汤

心气平时有点亏虚的人，心阳不足，心脏跳动得有点乱，总想摸一摸，按一按，就用桂枝甘草汤。

桂枝的量是炙甘草的一倍，熬了喝下去，心阳就会慢慢地恢复过来，我们后世遇到这种情况往往会加味。但是，即使您用原方，温心阳的效果也非常好。如果您加点附子也可以，但是一般情况下，用了这个方子应该就见效了。有时候配合不好反而容易走弯路，不良反应一下就出来了。

祖方就是一方下去，它专门朝这个方向调。桂枝甘草汤，就是温脾阳、补肾阳、温心阳的，效果很好。但许叔微对《伤寒论》的应用比较灵活，他用经方一起调，这样调整得更全面。

心阳虚的人往往四肢冰冷、脸色苍白、出冷汗，容易心脏疼痛、心悸等。

心阳虚没那么严重的时候，出汗过多会导致心阳虚的心悸，患者常常会用两手捂在胸口，并自觉心里惶恐不安，这时候用桂枝甘草汤调理就可以了。如果真的严重了，出现危症，就要用大量的温阳之药去调理。

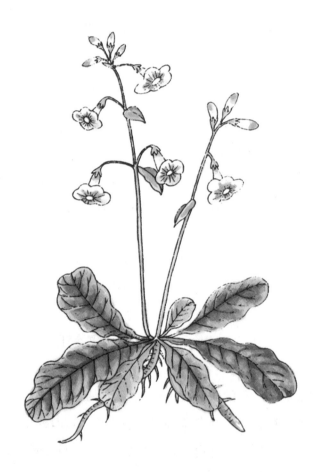

地黄

第三章

中医八法猛虎：
下法

中医所讲的下法，就是当您的身体在某些方面出现异常，导致大便不通畅时，通过泻下、排下，把肠道里的积滞排出来，改变身体的状态，让身体恢复。

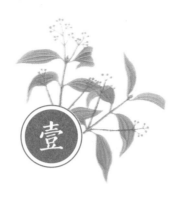

下法治病很重要

☞ 下法就是通过泻下，改善便秘

中医治病的方法，汗法我讲过了，下法也是非常重要的方法。我们这一辈子，哪位没便秘过？人吃五谷杂粮，哪能没病？尤其是消化系统，它怎么可能不出问题？便秘了，泻得不通畅，都是有可能的。但是一般情况下，排便不通畅，我们稍微调整一下饮食，或者休息两天，自己就能恢复。比如，我经常说喝点杏仁露，吃点高纤维的蔬菜等，清淡饮食几天，也算是一种下法，但是这种下法是狭义的。

中医所讲的下法，就是当您的身体在某些方面出现异常，导致大便不通畅时，通过泻下、排下，把肠道里的积滞排出来，改变身体的状态，让身体恢复。比如外邪来了，身体在抗邪的过程中因为产生高热，耗伤津液，体液不足，出现了大便干燥的情况，进而导致我们体内气血代谢异常、循环异常，然后出现更高热。这时候的大便不通畅和便秘是身体在跟外邪斗争而引起的，其他原因也可能导致这种便秘，甚至会进一步引起身体的损伤，也是很严重的。

身体进一步损伤，气血运行异常，怎么办呢？古人特别聪明，中国人琢磨人体的这点事非常有智慧，他们早就看出来了，所以在《黄帝内经》里，中医刚刚建立的时候，就有了下法，到《伤寒论》，下法已经很成熟了。

下法是我们治病常用的一种方式。客观地讲，现在下法用得其实不多了，因为现代人比较娇嫩，现在的中医如果给您哗哗地下，患者第二天可能就来找您了。

我以前经常碰到这样的事。但是在古代的时候，可能劳动人民都干体力活，身体比较壮实，所以用下法是非常常见的，甚至我认为有时候用下法要多于用汗法，因为汗法多数是治外感病的，但很多疾病都可以用下法。所以，要跟大家聊一聊，如果大家能多掌握一些下法，多了解一些思路，您对身体就能更了解。

下法是不是吃点大黄就行了？这您就想得太简单了，其实很多老人都这么干。老人便秘了，他们没事就去药店买点大黄、番泻叶，自己回去泡着喝，其实这是不好的。您要对症，不知道就不能瞎用。

寒下法指的是用寒凉之药泻下

什么是寒下法？就是用寒凉之药泻下，治疗里实热证的病症，不是虚证，您可别乱用。

就像我讲的大承气汤，就是典型的下法方剂，这种辨证基本是大便秘结，好多天不通，肚子胀满，一摁就疼，手脚出汗，尤其是下午五六点的时候出汗更厉害，甚至开始说胡话。

出现上述症状往往说明这人已经病得很重了。他的身体会出现全身性的改变，脑神经都出问题了。这种情况，他的舌苔会焦黄，中间有的地方变成一块块的黑色，像烧焦的舌苔一样，干裂的。

在城里看病您未必能看到这些，但您到农村的诊所去看，还能看见这样的患者。有的脑中风的老人来了，一看他的舌头，舌苔都是黄黑的，一问已经很多天不大便。这样的人，真的要用下法，用大承气汤这样的方子，用大黄这样的寒凉之药让他泻下来。这样的患者，您测他的血液里的毒素水平都会明显升高，血液成分也会改变。

他泻下来以后，肠道里的有害菌没有了，肠道充血的状态改善了，毒素就不至于进入血液。这时候减轻了他身体其他脏器的压力，病情立刻就会缓解。这就叫寒下法。

除了病重的人，普通的人也有用寒下法的，比如有些人因为吃肥甘厚味，或者上火出现便秘时，此时患者的体质是热性的，同时还有面红耳赤，腹部胀满，舌质红，舌苔黄等表现，有的人还会觉得有气往上攻了。这时候，是可以吃点大黄的，用大黄来泻下是非常好的。

大黄分几种，有生大黄、熟大黄、酒制大黄等，一般熟大黄的力道没那么猛，生大黄的力道猛一点，但生大黄熬时间长了效果差，所以中药里有大黄的话，我们主张不要一起熬，到最后10分钟或20分钟的时候下里边，这样效果才好。

我印象中，好多年以前，上海有个专家就主张用大黄来减肥，这个方法很流行，但是后来我就觉得很可疑。大黄是可以让人泻的，但是身体分寒热不同体质，难道都用大黄泻吗？

真这么泻，有时候肠道是会发生改变的。那么，用大黄泻的原则是什么？

第一，必须是热证。您觉得确实是气往上攻，面红耳赤，眼睛里边都红了，嘴里边也破了，便秘，浑身有热证，这时候就可以用大黄泻下。

第二，先用少量的，比如说 3 克、6 克这样用，没通，再增加用量，到通的时候就不要增加了，慢慢往下减。通了以后就可以不用再喝了。

有的人泻得厉害怎么办？当年我们学赵绍琴老先生治疗肾病的方子，有些尿毒症患者需要通肠道，方子里一般都加大黄，他的大黄都是单独包的，让您来调整用量。大便正常了，就减少一点用量，大便还干燥，就增加点，直到通畅为止。

一般用生大黄就行，酒制大黄的力道太弱了，泻下即止是原则。

一般肠道通了，热就泻掉了，这时候再慢慢调养脾胃就行。所以，许叔微之前的病例，七十多岁的患者治完了，病好了，患者让他开点补药，他说不用开。大承气汤用完以后不用补，一补反而让您的身体乱了，您就喝 10 天粥，通过清淡饮食来调养脾胃就行了。

泻下、寒下的东西不能常用，尤其是孕妇，一定要慎重，因为有的孕妇的气是弱的，您用泻法往下一下，孕妇就承受不了。身体特别弱的人也不能用寒下法。

☙　阳气不足、寒邪凝聚引起便秘就用　温下法

大家不要以为所有的便秘、肠道阻滞都是用大黄这种药来寒下的，还有温下法。

有些人便秘、肠道阻滞是阳气不足、寒邪凝聚引起的。

这些人得了病以后，肚子是胀满的，浑身冷，尤其是手脚特别凉。因为肠道气机、腹中气机被寒邪阻滞以后，气血不能输布到全身，所以四肢会明显感觉特别凉，一摸肚子也是冰凉的。他们舌质是

白的，舌苔白腻，上面可能水液很多，脉会很弱，也是寒引起的。

寒邪凝聚，盘踞中焦，在脾胃、肠道里边，就会导致身体的气息紊乱，运行不畅，进而引起便秘及身体其他方面的问题。

过去，中医就用温下的方法，比如说大黄是寒凉的，巴豆是热的，泻下的。像附子这种温阳的药配上大黄，这种泻下的方法就是温下法。温下以后，肠道里边的气机通畅了，气血循环才能正常，身体才能恢复。

这种温下的方法其实是很常用的，但大家别自己尝试，可以请中医来开方子，配点附子、干姜这些温药，再配一点点大黄泻下。

☞ 老年人津液不足，大便长期干燥，可以用润下法

润下法通常是指比较虚弱的人，尤其是老年人，身体内津液不足，长期津液不足就会导致这类人群大便干燥。这时候，要用一些带有油类的物质，比如火麻仁、杏仁、桃仁等来润下通便。

一方面这些带有油类的物质本身是有药性的，可以行气、降肺气，比如杏仁，可以降肺气、开肺气，肺与大肠相表里，就能利大肠。所以，我经常让大家便秘就喝杏仁露。

另一方面，这些带有油类的物质，进入肠道里边能让大便变得软一些，能够滋润一下肠道，帮助通便。非常适合身体虚弱、精枯液乏、体液不足的老人。

润下法是滋阴的。比如说患者阴虚，五心烦热，手脚心热，心烦，爱发火，口干舌燥，想喝凉的东西，到下午的时候可能像潮水一样发热，晚上盗汗，小便黄，大便干燥，就可以用润下法。

很多阴虚的人因为阴虚生内热，消耗体内的津液，导致肠道里边的水液不多，大便干燥。这就像河道里运送粮食的粮船，河道里没水了，运粮船就走不了了。所以我们要增液行舟，把津液滋补足，可以用生地黄、沙参、麦冬、玄参这些滋阴的东西，配点养血的药来纠正患者阴虚的状态。虚火下来了，不消耗津液了，津液就足了，这样肠道里边就不干枯了。河道有水了，船就能走，大便就通了。

这种方法我们叫润下法。

女性血亏，长期便秘，可以用润下法

血亏之人便秘，跟津液不足便秘是一样的。血液、阴血、津液、精等，都是液体类的物质，它们是同源的，只是分配了不同的用途而已。如果一个亏了，其他也会亏。

如果这个人血亏的话，体内就会干燥，引起便秘，又产生热证，进一步消耗阴血，这是一个恶性循环。

好多血亏的女性，大便总是不通，越不通她就越烦躁，越烦躁越睡不着觉，越睡不着觉血越亏，最后气机阻滞，体内有热，血液来源不足，血更亏了。

很多女性就被这件事折磨，她们不知道怎么解决，就吃泻药，吃泻药不养血，一停就又干燥了。所以，这时候就要吃一些养血的东西，比如玉灵膏、阿胶、当归等。

为什么说当归能润大便？当归养血，您用几十克，大便立刻就通畅了。

好多人吃了玉灵膏后，大便为什么通了？因为血养足了。所以，养血来通大便也是润下法的一种，是很重要的。

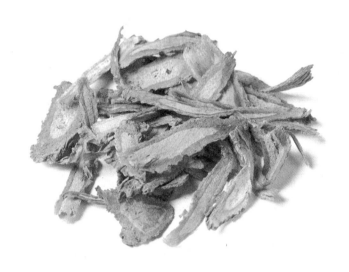

当归

情绪不好的人可以用行气导滞通便法

肝气不足、情绪不好的人，就会出现气滞的情况，气堵在里边，肠道功能受影响就会导致便秘，这时候就可以用行气导滞通便法。情绪不好直接影响的是腹部，因为腹部有数以亿计的神经元能感受情绪，对情绪特别敏感，它叫第二大脑。比如，小伙子一失恋了，立刻就茶不思，饭不想的，就是因为他的消化系统里边的神经元感受到了情绪。

很多人的便秘是因为肝气不舒引起的，便秘又进一步引起了气滞，气滞又让气血不通畅，反过来就会让肝气不舒更加明显。

行气导滞通下法的一个方法就是疏肝理气，把肝气疏开，这种情况您吃点逍遥丸、疏肝理气丸等就行。这样用了以后，就能够让气机通畅起来，肠道的气滞情况解决了，便秘就通了。

肠道里气滞了，可以用理气通便法

我妈妈的养老院有一位老先生，半夜起来吃了一点冰箱里的凉玉米。这一下坏了，导致他的肚子胀得很大，什么也吃不下去，也不想大便，人都奄奄一息了。他就到医院去，几个科室的主任来会诊，不知道他是什么问题，怎么查都查不出来，整个人都要不行了。后来，他的老伴说："就算出事咱也回养老院出事，不在医院待着了。"

他当时在医院就给我妈打电话说要回去了，让我出个主意。

我听完他描述的情况，就说："您吃点木香槟榔丸。"

他吃了一次，气一下就通了，然后恢复了，吃了第二次就没什么事了。我去的时候，他正在走廊里散步，没事了。

这就是因为他吃凉玉米导致肠道受寒气滞在肠道里，使大便不通畅了引起的严重问题，当时医院认为是治不了了。但木香槟榔丸一下把腹部的气通了，大便通畅了就好了。

这就是行气导滞的方法。我讲的这些方法其实生活中大家都会遇到，我们心里要有数。

气虚的人，用益气通便法

好多人气虚，正气不足，无力推动气血运行，导致肠道的动力受影响，大便堵滞在里边了，出不来。

这样的人，肠道里边一堵，不能消化，升清降浊肯定就受影响了，您再吃食物能吃进去吗？所以，胃口会进一步变差，胃口越差气越虚，就产生恶性循环了。

这是气虚、脾虚导致的便秘，您要通过补气来通便。我曾经给大家讲过，有的患者的便秘就用补中益气丸来治，把清气往上升，补充脾胃之气，气足了以后，降下功能自然就来了，就能够这么调整了。

这种情况其实很多，现代人气虚的非常多。

有些身体虚弱的人便秘，您就不能使劲给他通，气虚的人，越通气越往下走，越通气越往外走，您给他泻几次以后，就会正气大伤。一般人正气大伤没事，但是您给身体虚弱的人这么泻就完了。

下法用处多

除了上述下法之外，还有一些下法。

比如说，体内水湿特别重，有腹水的人，用一些猛烈的药、主水的药往外泄，就是为了救命，因为有时候腹水马上会变得很严重，泻下去以后，再慢慢调理脾胃，让身体慢慢恢复。这种救急的方法也是一种下法，是为了挽救生命，不得已采取的措施。

但实际上在中医治疗中，更多的是发现了您的身体有其他问题，这个问题的解决需要把肠道变得通畅，您的身体才能恢复正常，这时候我们用的方法叫下法。

着眼点在全身，具体的措施用在肠道，这是中医智慧的地方，特别高明。不是看到肠道堵了就只是堵了，而是看到原因，把毒清除以后，让肠道通畅以后，您的身体原来的病因可能会消失，后继发生的这些危害会消除。所以，这是下法的理论基础。

一个人肠道的通畅非常重要，它是保证我们身体升清降浊、新陈代谢的一个重要基础。如果大家肠道通畅，身体没有其他继发的问题，那是特别好的。肠道通畅也代表着您身体里的其他问题没有影响您对食物的吸收，是一个健康的标志。

大便不通，用大承气汤

☞ 热邪进入体内，可以用下法

我们中医治疗的方法，汗法、下法，张仲景的方子里都有。这个病例讲的是寒下法。

一个姓李的老年士兵，在宣化防守敌人，得了伤寒五六天了，当时的条件比较差，整个镇上都没有医生，他就到更大一点的城市来找许叔微来了。

许叔微一看这个人，大便不通，身上很热，没有汗。许叔微就说，"此阳明证也，须下"。

什么是阳明证？

张仲景把外邪侵入身体后，我们身体反抗的不同状态分为6种，我们叫六经。

最外边的是太阳经，外邪刚刚进入身体，我们的身体开始在体表反抗。如果在体表控制不了，外邪往里走了，这时候身体就开始更加激烈地抵抗。到了第二层，叫阳明。

阳明应该是斗争最激烈的一个阶段，这时我们身体的所有正气都动员起来在跟外邪斗争。按我们的辨证来讲，它是入里了，是热证，所以是里实热证。这是一个非常极端的阶段；如果外邪刚进来，热邪充斥全身，我们叫阳明经证，可以用白虎汤来调理，是清热的；如果燥热之邪和我们肠中的糟粕结合，形成了胃肠道的严重反应，我们就叫阳明腑证，我们下面聊的就是阳明腑证。

这时候，患者的病症非常重，许叔微就说，张仲景这里用的是下法。阳明腑证一定要清下，给患者泻下。

但是这里用下法有一个问题，患者家属说患者都过了70岁了，岁数太大了，是不是不能下？

许叔微就说，热邪、毒气在阳明经里聚集，而且"阳明经络多血少气"，不要管他是年轻的还是岁数大的，该泻下就一定要泻下。"如果您不让用下法的话，那就请别的医生，我治不了。"

患者家人就说，"既然许先生认为可以下，就听您的。"

于是许叔微就给他开了大承气汤。

大承气汤是寒下法的代表方剂

大承气汤是寒下法的代表方剂。

大黄有泻下的作用，它是寒凉之药，是泻热结的；芒硝是配合大黄泻下的，能帮助大黄泻热通便，把积块化开，软坚润燥；再配厚朴和枳实，理气。

这几味药组合起来叫大承气汤，是中医里非常著名的方子。

古代用大承气汤的机会特别多，下法用得特别多。现在我们用

大承气汤

配方

大黄（酒洗）四两（12克），
厚朴（炙，去皮）半斤（15克），
枳实（炙）5枚（12克），
芒硝三合（9克）。

功效

治疗寒邪进入身体后，体内
产生热证导致的积滞。

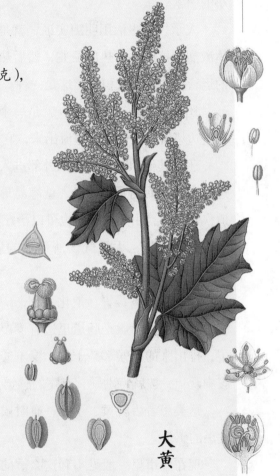

大黄

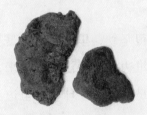

大黄炭〔主治〕下瘀血，血流不
畅，寒热，破胸腹肿块，消化不
良。清洁肠胃，调中化食。除痰
实，肠间积热，心腹胀满，女子
寒血闭胀，小腹痛。

大黄

厚朴

枳实

芒硝

得不多，一是因为现在的病没有那么重了，当然有时候碰到了还是要用；二是因为现代人耐受是有限的，现代人泻会很难受——这是一个小的因素。

大承气汤主治阳明腑实证，就是我们讲的，寒邪进入身体里，身体激烈抵抗产生了热的征兆，然后热和肠中的糟粕结合，阻滞了肠道的运行，气滞导致积滞。这是一种。

还有一种是热结旁流，就是一个人泻下的都是清水，因为有燥湿在里边堵着，液体从旁边流出来，它也是一种腑实的表现。

还有其他的热证，比如外邪进入少阴以后，就往回走，在病退的过程中，又回到了阳明经，就容易形成里热的实证。比如胰腺炎、胆道疾病等等，用大承气汤也可以治疗。

总体上讲，大承气汤所治疗的病症，它的特点就是四个字，叫"痞、满、燥、实"。

痞就是心下，胃、消化系统，一按很坚硬，里边实。满是指患者感觉胸腹胀满。燥是肠道里边有燥湿，里边的粪便没有排出来，堵住了，排出来的时候都是干的，像羊粪，是那种一个球堵在里边。实是腹中硬，一按就特别硬，有疼的感觉。

这类患者舌苔黄、干燥，有时候上面看着一块一块的，甚至有点发黑的感觉。

现在城市里一般见不到这么重的病了，但在农村常见，比如有病了没治疗的人，拖了几天，最后一看，舌苔上面一块是黄的，一块是黑色的，中间都是黑色的，像烧焦了一样，都是裂纹。

舌苔是黄黑的，舌质是红的，脉是实的，这就是大承气汤证的诊断依据。

实际上，张仲景在《伤寒论》这本书里讲了非常多的症状，我们大概总结，主要是实热导致整个身体热消耗，体内的液体损伤，大便特别燥。

大便不通是主要的问题，好多天都泻不下来，就会引起全身的反应。从现在的角度讲，是肠道里边有很严重的感染了，大量滋生有害菌。这时候很多毒素进入肠道、血液，就会刺激大脑。所以说，大家不要认为伤寒病用一种药就能解决问题，有些伤寒病进入身体里边，引起的症状会比较严重。

古代中医说大便不通，堵在里边，越热您的气血越不通，越消耗津液，这样不行。所以我就给您泻下，用的是凉药，叫寒下法。大承气汤就是寒下法的代表方剂。

许叔微就给这个七十多岁的士兵开了大承气汤，过了半天没什么效果。许叔微觉得很奇怪，他治了那么多病，怎么就这个患者吃了半天没动静？他又给患者诊脉，一看，症状都还在。

许叔微就问患者家属，是不是没把药全给患者喝？

家属说，"是，您太厉害了，这都看出来了。我怕他这么大岁数，气这么弱，禁不住往下泻的药，所以就只给他服了一半，能轻一点。"

许叔微说不行，又给患者服了一次，他亲自监督，看着患者喝完了。没多久，患者躺在床上动不了，就要便盆。他先泻下干的粪便十数枚，这是堵在里边的，接着就泻稀的，那个味，捏着鼻子都不能走近。

这说明，患者确实是因为干燥的粪便堵在里边了，排不出来，肠道运行混乱，所以一泻出来好了。

接着还没等许叔微离开，他身上就开始出汗了，这叫泻下发汗法，就是气机不通畅，堵在肠道里边，通过泻下把积滞排出来，排出来以后，腹中的气机得以调畅，气血运行正常，身上开始出汗了，邪气就开始解了。过了一会儿汗止住了，身上凉了，热退掉了，病症就都消除了。

古代用这种泻法治疗伤寒引起的阳明腑实证效果非常好，这是中医的经验总结。中国古人真的总结了很多面对伤寒病要怎么调理的方法，正是我们要学习的。

次日，许叔微又来了，患者看到他就精神头足了，说，"您看我七十多岁了，泻完了，您给我开点补药得了。"

许叔微就说："您的病好了，就不用服补气的药，因为您有热证，稍微给您一补，热又来了，所以不用补，您就清淡饮食，吃十多天的粥，慢慢养脾胃就行了。"

许叔微说："我一辈子都在治这种病，碰到阳明腑实证，就用大承气汤，服一次就好。"

这就说明张仲景的治疗方法，他已经琢磨得非常透了，他对人的生理、病理研究得非常透。

我觉得，古人的智慧真的不可小觑，基本上把各种情况都描述出来了。许叔微在后边补充说："脏腑里有热毒，虽然年龄大了，但也可以用下法把毒清掉。如果有寒邪的话，即使是壮年，也要温补。要根据您的病的变化来调整，如果错失了机会，就会让患者进入危险的状态，一定要谨慎地对待。"

老人因为肠道不通畅，导致体内热盛、津液大伤，可以用大承气汤

其实，许叔微的医案都特别经典，在中医历史上，我们讲到方子的时候，往往都要举许叔微的医案。

这样的医案，都有点小里程碑的感觉。这个方子怎么用，古代医

家是怎么用的，最早的关于这种医案的记载就在《伤寒论》里边。

现在除了外感病、瘟疫之外，其他很多病症，比如说急腹症，严重的腹内感染等，但凡是引起阳明腑实或者里实热证的，都会在肠道里边出现热盛，引起肠道排泄功能障碍，最后导致身体病变。

往往到这个程度的病症都不是轻症，比如说脑出血、脑中风患者，有一些真的是老人便秘时间长了，引起热证，热消耗津液，导致气血出现运行障碍，然后导致脑血管意外。

这时候很重要的方法是立刻泻下，让肠道通畅，不然患者的整个身体状态会进一步恶化。我见过很多这样的患者。

实际上大承气汤的这种思路，大家了解就行。

有些方子一般老百姓能用，比如桂枝汤，大承气汤我们一般用不到，但是大家要知道下法怎么用。因为下法在张仲景的时代是很讲究的，"汗、吐、下"这种三方法，实际上是古代很多名医的杀手锏。发展到了金元时期，著名的金元四大家之一张子和，他遇到患者，要么汗，要么吐，要么下，肯定给他治好。他的弟子麻九畴也是名医，治病"百发百中"。

这些方法我们都要了解。许叔微这一辈子治这种病，没有比用这个方子更快的了。《伤寒论》里的方子，只要对症了，确实是力挽狂澜、立竿见影，这就是它的魅力。

经方派的人把《伤寒论》学好了，基本上是迅速解决问题，3 服药就可见效。

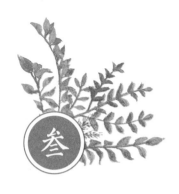

把身体打扫干净

高热，眼睛、脸发红，大便干燥，小便基本没有，用大承气汤

下面这个医案叫《汗后疮疡证第七十四》。

李琛是一个当官的人，得了伤寒病，热得比较厉害，眼睛和脸都是红的。气往上冲，肚子里感觉胀满，大便干燥，小便基本没有了。不出汗，好像憋在身体里边。脉紧而长。我们可以由上述症状判断这是一个实证。

患者热得厉害，又是实证，应该是阳明腑实。

许叔微来诊断，就让他喝大承气汤，它是治阳明腑实证的。

患者体内热与燥相结，热盛，而大承气汤里有大黄、芒硝，能泻热。

因为当时皇帝把《伤寒论》刊印出来了，所以老百姓都看到了这本书，他们都知道，大承气汤是一个泻下比较猛的药。而许叔微让患者喝大承气汤，我估计他听了心里就有点怀疑，他觉得大承气药效太厉害了，他也害怕，就没服。

别的医生都没给他用大承气汤，而是用了小柴胡汤和解少阳。他喝了小柴胡汤后，没效果，还是很难受，就又喝了点大柴胡汤，这里边也有大黄，还配了点枳实，也没有效果。

于是医生又给他加大了药量，这时堵在身体里的干燥的大便就泻下来了，患者就感觉好了。

于是说，"果不须大承气"。他还挺开心的，自己夸耀了一下。

许叔微一听，笑了，说："您现在觉得好像舒服了，却不知道给自己在后边留了祸患。"

许叔微对病情了解得特别透彻，认为患者这么做是给自己留下了一个雷，现在他的病虽然好了，但是以后一定会生疮的。

结果，患者半个月以后身体上就长出了红色的疮，后背也肿起来了，肿得像一个盘，坚硬得跟石头一样，特别疼。患者以为是痈疽，在以前，后背长痈疽，是会死人的，所以一般得了痈疽的人都吓得够呛，像在鬼门关走了一圈。

于是，这个人就赶快把许叔微找来了，说："您当时说我要长疮，我没在意，现在果然长疮了，您再帮我看看，这是怎么回事呢？"

许叔微看着说："疮疡之证也"，这不是疽，这是疮疡，好解决。

他说："如果您当天服了大承气汤，现在怎么会有这种祸患呢？"

有人就问许叔微："您怎么知道他会得疮疡之证？"

许叔微就回答说："仲景云：'趺阳脉滑而紧，滑者胃气实，紧者脾气强，痛还自伤，以手把刃，坐作疮也。'"，趺阳脉在脚背上，代表脾胃的健康状况，张仲景那时候号脉不能只号寸口脉，全身三部九候的脉都要号一下，这样才能真正知道患者的情况。这说明许叔微诊脉比较仔细。

张仲景认为，如果趺阳脉又滑又紧，这是有问题的。他认为，脾胃如果不和，有冲突了，自己就会受伤。这相当于以手把刃，伤了自己，这种情况就会导致疮疡。

因为许叔微当时已经诊断出患者的趺阳脉滑而紧了，所以他判断这人会得疮疡。

中医有各种各样的经验，我们得了病，病情有深有浅，治病的时候就要权衡一下，如果病情深重的话，用药就要猛一点；病情轻浅的话，用药就轻一点。

如果病在下焦，就在饭前服药，药力就重一点，往下走；如果病在上焦，就用药力轻一点的药，饭后服。

曾经有位老中医说，他当年做学生的时候，治肺病，同样的药，他开的方子分量就挺大的，但不见效，自己的老师来了，把分量减轻，就见效了。他就不明白，问老师为什么。老师说，"上焦如羽"，轻轻地用药就可以。

许叔微也说病有轻有重，药力也有轻有重，您碰到重症就要用重点的药，碰到轻症，用药就稍微轻一点，这是一个原则，要不断地平衡，拿捏好分寸，才能把病治好。

这个患者现在高热，眼睛、脸都是红的，气往上冲，肚子满，大小便都闭上了，体内毒邪这么厉害，就一定要用大黄、厚朴、芒硝来荡涤脏腑经络的毒气，泻几次，把脏腑里边的热邪泻掉，身体才能慢慢地恢复正常。

而给患者治病的医生小心谨慎，看不清病情到底是怎么回事，不知道根源，他就用大柴胡汤，觉得肠道通了，病就好了，但其实患者身体里的毒邪还在，没地方发，邪气就从体表出来了。

如果患者当时听了许叔微的话，把毒邪泻掉，最后就不会遭这种罪了。

☞ 攻邪有汗、吐、下三个方法

古代攻邪有汗、吐、下三个方法，金元四大家之一的张从正，这三个方法用得特别好，但是现在传人很少。汗法我们现在都能接受，但吐法和下法大家接受不了，觉得很难受，大家耐受程度很差。但这就会把邪气留在体内，给自己埋雷。

攻邪引起的痛苦是显而易见的，只不过大家受不了这种痛苦，所以不治了，但其实这个方向是正确的。

我们在补的时候，也会产生一些副反应，也叫去病反应、排毒反应、排病反应、排邪反应。比如，我们在补气血的时候会上火，其实，这是身体开始运行起来了，在试图解决问题。比如，关节疼，过去叫气冲病灶，这是气血足了，血来了，要把这里通开，才能解决问题。

还有一种情况，就是您的脾胃比较弱，没法运化，觉得上火了。我很少看到阴虚、肝火大的人吃玉灵膏上火的，基本上都是脾虚，湿气重，舌头胖大，上面全是唾液，舌苔很厚，身体里堵了，无力运化，所以上火。这时候您就把湿气清掉，吃点大山楂丸，再补就没问题了。

我们要知道，在补的时候产生了不舒服的感觉，往往是在警示我们身体出问题了，可能是在提示我们身体里的痰湿重了，这个地方有点堵了，营养进来运化不掉。这时候，您可以吃一点通的药，比如山楂，帮助脾胃运化，或者吃点活血通络的药，帮助关节疏通。

很多人吃完药上火了，就不吃了，其实是您没看清背后的原因，不继续吃就把祸患留在体内了。您继续吃药把脾胃打开，增强脾胃的功能，慢慢地正气足了，把邪气祛除出去，把血养足，邪气就不再来了，身体就会好了。

我们千万不能留邪为患，迟早有一天它会因为您的正气越来越不足，发展壮大，就像许叔微的这位患者似的，说不定哪天就长出来一个大疮。

调补身体，只要阴阳的大方向没反，出现副反应也没关系

调身体就是扶正祛邪。扶正是扶气血，调理气血的平衡，给您补；祛邪就是祛痰湿、化瘀血，解开郁结、清除体内的寒气等。

一边扶正，一边祛邪，大家掌握以后，中医其实很简单。但是在扶正祛邪的过程中，有时候会有些不舒服，有些人总想用舒服的药，这是不行的。像这个医案里，患者觉得用大承气汤很难受，还要泻，就想吃舒服的药，大柴胡汤药效很轻又好喝，稍微泻点就可以了，结果邪气就没除掉。所以，大家一定要认清疾病本质，扶正祛邪。

我们经常会遇到这种情况，怕产生副反应，怕吃了药难受，就不想调理，这不行。您不能把祸患留在身体里，这永远是地雷。这位患者后背长疮，幸好碰到了许叔微，如果是别人，可能真的会有危险。

我们在治病的过程中，无论是扶正还是祛邪，有时候都会有一些反应，祛邪可能会让身体泻、吐，就会难受一些，这是正常的。

扶正的时候也会出现一些反应，是身体在试图改善，只要阴阳的大方向没反，我们慢慢培补气血，身体的正气足了，邪气自然干净了，身体就正常了。

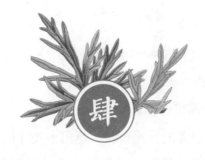

眼睛、口腔，还有生殖系统
出现溃疡，喝甘草泻心汤

怕冷、怕风，甚至发热、烦躁、昏昏欲
睡、嘴里和生殖器出现溃疡、困了眼睛
闭不上，喝甘草泻心汤

下面讲的医案叫《狐惑证四十五》。

句容县东有一个姓李的有钱人，得伤寒病几天了，村里没有医生，就找巫师来给他治，结果换了好几个巫师，用了各种方法都没有效果。懂点医的巫师就给他用了汗下的方法，结果情况更复杂了，这个病就治不了了。

许叔微当时为了躲避战乱，从江北跑到江东来了，他晚上到这家敲门投宿，这家人挺好心，就说可以在这住。

晚上，他听到患者痛苦的喊声，就问是什么情况。

那家人就说："我们家的男主人患伤寒已经十多天了，还没好，病情越来越严重了，现在挺难受的。"

许叔微就说："那我去看看，我懂医。"

许叔微看这位患者的脉比较长，超出了关寸的位置，嘴里都溃烂了，起了白色的溃疡，像被虫子吃了一样。声音嘶哑，咽喉特别干。白苔，牙齿的颜色不亮。

许叔微看到这，倒吸了一口冷气，说这病叫"狐惑"。

这个病可不得了，治不好的话甚至会出人命，于是他就赶快给患者治疗。

这个病名很奇怪，出自张仲景的《伤寒杂病论》的杂病部分，《金匮要略·百合狐惑阴阳毒》。

狐惑病是一个现代人也会得的疾病，张仲景说："狐惑之为病，状如伤寒，默默欲眠，目不得闭"，他说这种病跟眼睛有关系。

得这种病的人，眼睛里会有各种炎症，我们叫烂眼边，眼圈、眼睑或者结膜，都是红的，所以，目不得闭并不是说困了想睡觉，是眼睛闭不上。患者的神志也会出现问题——烦躁。

张仲景的这几句话其实指出了好多个病症。

第一，像伤寒一样怕冷、怕风，甚至会发热。第二，患者的精神头不足，昏昏欲睡。第三，眼睛有问题，喉咙和嘴里出现溃疡，这叫惑，如果阴部（生殖器）出现溃疡，这叫狐，合起来叫狐惑。

嘴里和生殖器出现溃疡，是这个病的主要症状，包括前面的眼睛出现炎症或者溃疡，这三个叫三联征。

其实很多现代人也有这个问题，想吃东西，一闻着食物的味就受不了，说明胃肠有问题。

脸上和眼睛有时候变成红色，有时候是黑色，有时候是白色，疾病在不同的发展阶段会出现不同的颜色。

患者会出现像被虫子咬了一样的溃疡，如果在嘴里出现的话，嗓子往往会哑。

张仲景把这种病叫作狐惑病。

狐惑就是形容这种病特别古怪的，有时候像中了邪似的，神志不清、心烦，很神秘的一种病。历代大家对这个病名说法各不相同，有人说狐狸有九窟，这个病就像狐狸在您的身体里给您弄出九个洞。

现在有一种病叫白塞氏综合征，它的症状和张仲景讲的狐惑病大致是相同的。它是一种免疫系统疾病，它的三联征就是眼睛、口腔，还有生殖器出现溃疡。

除了三联征表现，狐惑患者还不想吃东西，皮肤也会出现各种问题，如皮疹、青春痘等，关节会疼，肢体会出现感觉异常、抽搐，当病邪侵犯脑神经时，患者神志就开始出问题了，严重的还会出现脑萎缩。

男性、女性都有可能得狐惑，甚至可能死亡。狐惑发病时出现溃疡的患者比较多，但西医对这种病缺乏基本的认识，他们只知道是免疫系统出了问题，具体是什么原因导致的，西医基本上是没有结论的，治疗效果也不好。他们认为这种病是终身性的，只不过时好时坏而已。

我们必须赞叹，古人是非常了不起的，张仲景早在东汉时期就把这种病指出来了，讲得非常清楚。

我们中医辨证论治基本上认为狐惑是由于湿、热、毒蕴结于中，集结于脾胃，影响肝，与情绪有关。因为您的情绪不好，肝火就会比较盛，引起体内热证，是湿热蕴结的情况。

中医治疗一般是凉血解毒，有的是调脾胃，张仲景用的就是甘草泻心汤。

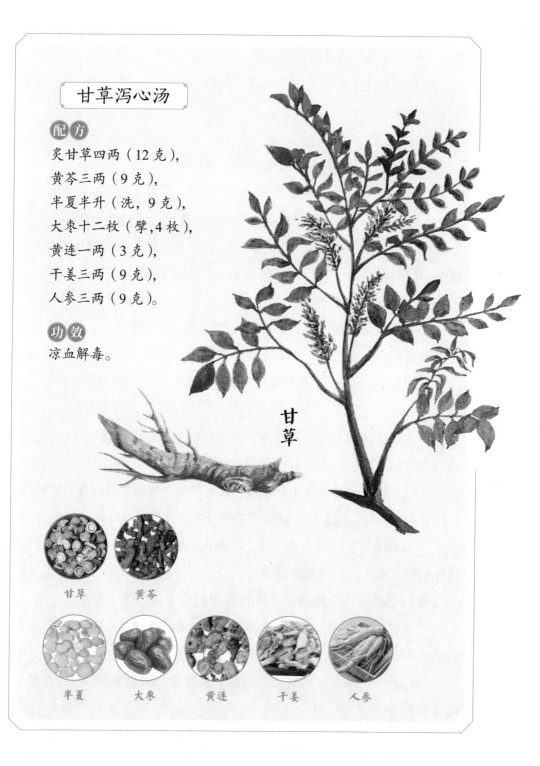

甘草泻心汤

配方

炙甘草四两（12克），
黄芩三两（9克），
半夏半升（洗，9克），
大枣十二枚（擘，4枚），
黄连一两（3克），
干姜三两（9克），
人参三两（9克）。

功效

凉血解毒。

甘草

甘草　　黄芩

半夏　　大枣　　黄连　　干姜　　人参

许叔微一看这个病这么急，就点着蜡给他做了雄黄丸，用甘草泻心汤投之。

雄黄丸是解毒的，里面有雄黄、巴豆，做成小药丸。

甘草泻心汤是张仲景开出来的治疗这种病的方子，我们现在也用，很多有口腔溃疡的人，用这个方子效果也特别好。

甘草泻心汤跟小柴胡汤很像，但是没有柴胡，有清热的黄芩，清热解毒的黄连，往下泻湿热，扶正气的人参，因为这样的人，正气一定也是不足的，所以邪气才会入内。然后配上半夏，斡旋中焦，同时降气，祛湿气，最后配上干姜、甘草解毒和中。这个方子就可以把中焦的郁结打开，把湿热化去，气息调散开。

许叔微把这个方子给他投下去了，几天以后，患者的病就好了。

现在治疗早期白塞病时，基本上都是用甘草泻心汤。北京中医药大学最早的伤寒大家胡希恕老先生就说，他见过若干例这样的典型病例，用甘草泻心汤来治，没有治不好的。

中医还是非常有把握能给您治好的。如果病情严重的话，您可以多加点解毒、凉血、清热的药。阴虚明显的人，还可以加点滋阴的药。但是，病情一般的情况下，用甘草泻心汤就足够了。

甘草泻心汤本是调和脾胃的

甘草泻心汤在《伤寒论》和《金匮要略》里都有，《伤寒论》里边讲的内容有助于我们理解，《金匮要略》讲狐惑病的病机是怎么来的。

《伤寒论》里讲，甘草泻心汤治疗的是脾胃虚弱，因为外邪入侵导致中焦升降出现问题，引起的气机阻塞，证见中间脾硬，有郁结，肚子里边能听到咕噜咕噜的水声。脾气升清，胃主降浊，如果脾胃不运转了，清气不升，浊气不降，就会上边热，即干呕、烦燥不安等；下边寒，即闹肚子、腹中雷鸣，食物没消化就泻出来，这说明是下寒。干呕、烦躁不安等，这是上热。叫上热下寒。

对于这种情况，就可以用甘草泻心汤，它的本质是调和脾胃。方子里边，热药有干姜，凉药有黄连、黄芩，寒热并调，清上边的热，下边寒也温一下。甘草解毒，一定要用生甘草，炙甘草效果很差。

现在患口腔溃疡的人非常多，甘草泻心汤是中医用的一个主要的方剂，它的思路是寒热并调，寒药和热药放在一起，治疗上热下寒、中焦脾硬和胀满。

脾胃虚弱，不能斡旋中焦，还有情绪不好，导致上热下寒，是出现狐惑证的一个主要原因。

其实从东汉时期，中医就对这种病有了很详尽的分析。这就是我们老祖宗高明的地方。

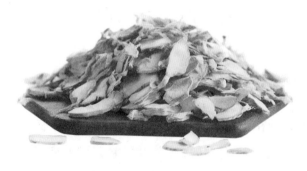

干姜

便秘，用麻子仁丸就能解决

☙ 外感、发热头痛、怕风、大便不通，用麻子仁丸

有一个特别有钱的姓郭的人，得了伤寒病几天了，身热头痛，怕风，大便不通，肚子胀。

请了好几个医生来给他看病，但请很多人也乱，一个医生想用大承气来治，一个医生想用大柴胡汤来治，一个医生想用蜜煎导——这是张仲景的方法，把蜂蜜烤了之后，做成一个梭子样的形状，从肛门塞进去，让蜂蜜在肠道里化开，这也是润燥通便的方法。

医生各说各的方法，病家就不知道该听谁的了。现在也有这样的情况，一些有钱人看病请好几位专家来，几位专家意见不一致，就开会讨论，可能讨论半天也定不下来，到底按谁说的做，最后还要病家拿主意。

最后，这个人就把许叔微请来了。许叔微来了以后，问了一个问题，"患者的大便不通了，小便怎么样呢？"

　　家属说，小便还有，去的次数还挺多的。这时候许叔微就诊他的六脉，然后摸他脚背的趺阳脉，浮且涩。许叔微就说，这病叫"脾约证也，此属太阳阳明"。

　　什么叫脾约？这是一个特殊的概念，脾被约束，胃里就会燥热，脾里津液不足，不能让津液行满全身，仅有的一点津液下输膀胱，从小便出去了，导致大便没有津液了，所以会大便干燥。

　　这种情况从根本上讲是津液不足、滋润不够，这时候治疗就不能贸然用下法，使劲泻，而是要以滋润为主，润燥，配合一点下法，这样才能把脾约证调整过来。

　　张仲景说只要是脾约证就要用麻子仁丸，这个方子是不可以换的。

麻子仁丸，专门通大便

　　麻子仁丸这个方子我们现在经常用，药店里边就有卖麻仁润肠丸的，这是根据张仲景出的麻子仁丸的方子来的。

　　麻子仁丸，主要成分是火麻仁，它的油脂特别多，有润肠通便的作用。所以，这个方子用火麻仁来做方名。

　　然后配点白芍，这是一定要加的，因为他现在有热，所以要用白芍敛阴。我们现在来看，方子里配白芍，意义重大，因为它能敛肝、柔肝，在这种伤寒大便不通的情况下，人们往往会肝气郁结，引起肠道堵塞，所以对于现代经常便秘的人来讲，芍药配得特别恰当。

　　方子里还有杏仁，杏仁本身就是有油脂的，能润肠，它还有降肺气的作用。大家知道肺与大肠相表里，肺气开了，大肠才能通，所以，杏仁润肠通便的效果非常好。我经常让便秘的小朋友喝点杏仁露，就是因为杏仁开肺气，能润肠、通便。

麻子仁丸

配方

麻子仁二升（500 克），
芍药半斤（250 克），
枳实半斤（炙，250 克），
大黄一斤（去皮，500 克），
厚朴一尺（炙，去皮，250 克），
杏仁一升（去皮尖，熬，
别作脂 250 克）。

功效

润肠通便。

叶〔主治〕捣汁
服五合，下蛔
虫；捣烂敷蝎
毒，俱效。浸
汤沐发长润，
不生白发。

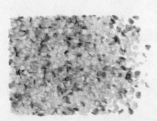

麻子仁〔主治〕补中益气。治
中风出汗，治水肿，利小便，
破积血，疏通血脉，治妇女
产后的疾病。

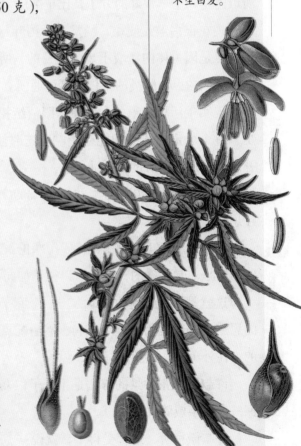

麻子仁

然后再配点大黄、厚朴、枳实，行气通便。

最后，这个方子还要加点白蜜，蜜也是润燥的，把它磨成粉以后，做成丸。做成丸以后，用水冲服。

麻子仁丸这个方子开创了我们中医治疗便秘的一个思路。我们现在经常用这种有油脂的种子、果仁入药，滋润肠道，治疗因津液不足、肠道干燥引起的便秘。

麻子仁丸能一边滋润，一边泻热，方子里的大黄，就是泻热的。所以这是一个非常好的方子，比单纯用大黄泻要好太多了。

现在很多老人便秘，经常买番泻叶、大黄来泻，这是不对的。他们大多是因为体内津液不足而便秘的，所以需要用麻子仁丸润肠，或吃点滋润的，油脂类的果仁，帮助通便。

现实生活里，很多女性便秘跟情绪相关，肝气郁结会导致津液不足，整个肠道的传导功能受影响。这时候我们要养血，给您养津液、补阴，再加点疏肝的药，通便。

这基本上也是以麻子仁丸为基础的，是张仲景给我们开的一个治疗思路。

我们今天要学习的思路，《伤寒论》全给您指出来了，方子的思路指向是非常明确的，后世可以往里加同类型的药。

这就是张仲景高明的地方。一个麻子仁丸就开创了这种润燥通便的思路，润就是用油类果仁润，然后配点滋阴的，也可以配合生津液的，往外泻热，病就治好了。

许叔微说张仲景的方法是用麻子仁丸，这个换不了。这时候，病家一大帮亲戚就议论纷纷。

许叔微一听，这哪受得了，就说："您如果不相信我的话，没准儿就变成其他的病症了。我要告辞了。"

他这句话说完，患者的弟弟就说："大家别争了，既然张仲景的方法跟他的病症正好对应，你们如果不同意这种说法，还有什么其他凭据呢？我虽然很愚昧，但是我愿意相信许叔微先生说的。你们如果有想法，大家一起来说一说。"

这就说明，当年张仲景在老百姓心中非常有威信了。大家都知道，张仲景是医圣、高人，他的方法确实非常高明，前面这些医生用的也是张仲景的方子，只不过不对症。

结果各位医生背《伤寒论》没有许叔微背得好，他们啥也说不出来，这下纷争就定了，谁也不争了，就用许叔微的方法。许叔微分3次，让患者把百余粒麻子仁丸吃了，当天晚上大便就通了，大便一通就出汗了，外邪就解掉了，病就好了。

我们现在说麻子仁丸是治疗津液不足引起的便秘的。但在当时，是许叔微用来治疗外感病的，因为津液不足，大便秘结，导致气机不能通畅，所以邪解不掉。他大便通畅了，汗一出来，邪气就解掉了。

在这个病例的最后，许叔微又论述了一下，患者津液少，小便次数多，所以津液不足，又有风邪进来，所以大便坚硬。这时候应该以补津液为主，用麻子仁丸，如果用大黄或者大承气汤，容易伤正气，引起其他病症。

一个人得了病，亲戚、朋友们都会来关心他，但他们可能压根就没经历过这样的事，没见过得这种病的人，对医方也不了解，只是表达自己的关心，在那议论，显得自己聪明，什么都说，一会儿以为是风，一会儿以为是虫，有各种各样的说法，这让患者的心特别混乱，最后把时间耽误了，一旦出事了，这帮亲戚就散了，不担责任。最后还是患者自己担责任。

　　所以，孙思邈说："您看病要有见识，多看看方书，不但要了解医学内容，也要知道人情世故，说服患者，让他听医生的话。"

　　从这个医案我们学到了"脾约证"，实际上我们现代人，有大承气汤证的很少，更多的还是脾约证，跟情绪有关，跟正气受伤，体内津液不足有关。

　　所以我们现在经常用"增水行舟"这样的方法，即滋润的方法调理。这种方法比较平和，不伤正气，而且往往是切中病机的。如果我们碰到肝气不舒的情况，就配合着吃点疏肝理气、泻肝火的药；如果气虚，就再配上点补气的药；如果阴虚，就再加点滋阴的药。

　　但是万变不离其宗，我们对基本思路要懂，把火麻仁这种滋润的药加进去，稍微加点柔肝、开肺气的杏仁，再配合一点泻的药通便的效果就不错了。

　　药店里这样的药，我推荐大家用麻仁润肠丸，其组成主要是火麻仁、杏仁、白芍、大黄，跟麻子仁丸是一样的，同时它里边又加了能理气、行气的木香、陈皮，把枳实、厚朴去掉了。我的经验是用了麻仁润肠丸，基本上都会通畅，但也不能用得过多，一通则止，然后就用果仁之类的东西润肠就可以了。

　　麻子仁丸适合有热的人，因为里边用了大黄，一定是胃肠结热，导致的大便秘结，脘腹胀满，才能用它顺利通下。但是这个方子的劲其实也挺大的，一般情况下用了以后就一定会泻。如果正气不充足或者堵得不厉害，未必用那么多大黄，我们也可以自己配些火麻仁、杏仁、松仁这种果仁类的东西润肠通便。

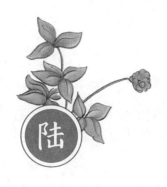

皮肤发黄，喝茵陈汤

黄疸，用茵陈汤配五苓散

下面是一个发黄证的医案。

有一年5月，江南地区已经很热了。许叔微为了躲避兵灾，到扬州避难去了。一个商业巨子，很有钱，爱吃肥甘厚味。他的身体亮晶晶的，好像是透明的，有点发黄。眼睛巩膜等有黏膜的部分黄得更厉害。他的鼻子、眼睛里都很疼，两个胳膊和脖子、头、腰都感觉很僵硬，头面出汗，鼻子里气冷。大便干燥，小便特别黄。

这个病很奇怪，叫黄疸，我们现在见得少，过去很多人会得。

这时候，他们就请许叔微来看病。许叔微诊断了一下，说脉紧，跳得又快，他得病的根本原因是脾虚，湿气泛滥。

为什么会脾虚呢？一般有两种情况，有的人是因为穷，饿肚子饿得脾虚；还有的人是吃得特别好，把脾胃伤掉了。这两个极端都会伤脾胃，导致脾虚，体内的湿气特别重。

天气暑热，患者体内有湿气又加上吃多了的肥甘厚味在他体内慢慢地郁积化火，所以他的体内热很重。湿热、暑热混在一起，蕴蓄于足太阴脾经，脾胃就受影响了。又因为热耗伤津液，所以患者的大便干涩、不通了。

这个人头面出汗，但脖子以下都没有汗，张仲景也讲过这样的症状，这是湿热在体内泻不出来，阳的经络全聚集于头，所以头上就汗多。

许叔微讲，如果鼻子里边气冷，"寸口近掌无脉则死"，所以就给患者用了茵陈汤调五苓散，患者几天就好了。

这里用了两个方子，一个是茵陈汤，一个是五苓散。

茵陈汤我们叫茵陈蒿汤，煮好以后，把五苓散放在汤里，这叫茵陈汤调五苓散。

急性黄疸型肝炎、胆囊炎、胆石症，用茵陈蒿汤治

茵陈蒿汤是我们治疗发黄病症的一个非常重要的方剂。

为什么会出现黄疸？

西医认为，我们的胆汁里有胆红素，如果它的代谢出现障碍，那么在一些它们容易蓄积的地方就会发黄，如皮肤、眼睛的巩膜等有黏膜的部位。

得黄疸的人，皮肤等部位有可能是亮黄的，也有可能是暗黄的，不一样。中医把黄疸分为阳黄、阴黄两类。亮黄的就是阳黄，暗黄的就是阴黄。上面许叔微医案中的患者属于阳黄。

阳黄是湿热为患，有时候是热重于湿，有时候是湿重于热。外感

也有可能引起黄疸，比如，外感导致体内气机运化失常，湿热蓄留，导致肝胆方面的问题，引起阳黄。调理阳黄就需要我们用祛湿、清热、通畅的药，把气机打开。

阴黄是寒湿为患，这种黄不是明亮的，往往是晦暗的。阴黄患者没有高热，而是低迷的，怕冷。调理阴黄要一点点温阳、祛湿、健脾。

还有一种黄是萎黄，这是一种慢性的疾病。比如，身体长期虚弱导致脾湿运化衰退，慢慢出现萎黄。颜色特别暗、淡淡的黄，看着是枯萎的、气血不足的表现。这种人您看着像是营养特别不良，这就要补了。

前面两种黄疸需要祛湿、清热、温阳，而萎黄是一定要补。所以，前面两者是真正的黄疸，而后边这种可能跟疾病没有关系，比如肝胆没问题，您就把脾土补足就行，因为脾土的颜色是黄色，脾土大亏的时候，黄色就会泛于体表。

除上述三种黄，还有一种就是橘子、胡萝卜吃多了的黄，这是一种染色。这种染色，眼睛的巩膜的颜色基本上不变，只有皮肤颜色会变。有的人一看皮肤变黄了，就去医院，说得大病了。其实您可能是连着吃了好几天的胡萝卜，颜色蓄积在里边导致的。

治疗阳黄的一个重要的方剂，是张仲景的茵陈蒿汤。

茵陈和茵陈蒿是同一种东西，有的地方叫茵陈，有的地方

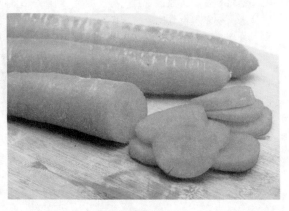

胡萝卜

茵陈蒿汤

配方

茵陈蒿六两（30克），
栀子十四枚（擘，15克），
大黄二两（去皮，9克）。

功效

治疗外感、湿热导致的黄疸。

茎叶〔主治〕风湿寒热邪气，热结黄疸。久服轻身益气耐老，令容颜白皙悦泽。治通身发黄，小便不利，除热去腹块，通关节，去滞热伤寒。

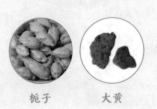

栀子　　大黄

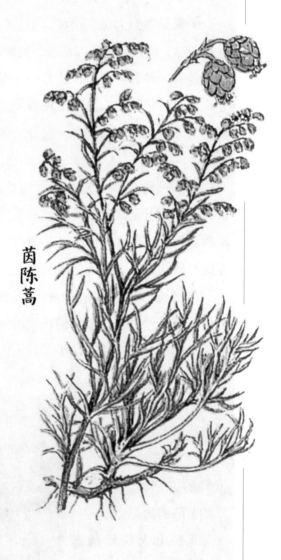

茵陈蒿

叫茵陈蒿。过去有一句话，叫"三月茵陈四月蒿，五月六月当柴烧"，就是茵陈3月的时候发芽长出来不是很高，但这时候它的药效最好；4月长得跟艾蒿似的，很高，但这时候基本上就不入药了；到五六月的时候，就只能当柴火烧了，没什么用了。

茵陈蒿汤主要用的是茵陈，用量很大，是清利湿热、疏肝利胆的一味药。茵陈现在在全国各地都有，农民摘下来就可以煲汤、做菜。它能清理湿热，所以如果您的湿热很重，小便黄、大便干燥，就可以用它把湿热泻出来。

现在患者小便黄是因为火太盛了，而栀子是清理三焦之火的，能把火从小便导出去。

最后配了大黄，是因为患者的大便干燥，是热蓄积在身体里了，他越热，就越堵在里边发不出来。大黄是寒下的药，能把热从大便泻出来。

茵陈蒿汤很简单，就3味药，栀子和大黄，一个泻小便，一个泻大便，茵陈蒿疏肝利胆，把热通过大便、小便泻出去。张仲景说煮的时候，先煮茵陈，把水煮去一半，然后再把栀子和大黄放里边煮剩下的一半，分3次服。

张仲景说这是治"阳明病"的，如果患者发热出汗了，热泻出来了，就不会发黄。如果只是脑袋出汗，脖子下边没有汗，这时候小便又不畅快，这是有热在身体里出不来，导致肝胆虚热，身体就会开始发黄，要用茵陈蒿汤。给您疏肝、利胆、清利湿热，然后利小便，把部分热从小便导出去，然后加大黄泻大便，让其余热从大便出去。热发散了，身体慢慢就会恢复了。

这就是中医讲的调理根本。不管您是肝胆哪里有问题，把热泻掉就好了。张仲景就说："伤寒七八日，身黄如橘子色，小便不利，腹微满者，茵陈蒿汤主之。"

我们总结一下，如果出现了黄疸，小便不利，身体发热、无汗、肚子积滞、便秘，小便不通畅，舌苔黄腻，舌质红紫，脉跳得快，这时候我们就用茵陈蒿汤来治疗。遇到类似的疾病，比如急性黄疸性肝炎、胆囊炎、胆石症等，有这些症状，我们就用茵陈蒿汤加味来处理。如果热太盛了，就加点龙胆草等。就如许叔微治疗外感引起的黄疸，配点五苓散祛湿，效果就特别好。

其实《伤寒论》里的方子，它的治疗原则就是无论是什么病，只要您对症了，就可以用这个方子，效果很好。

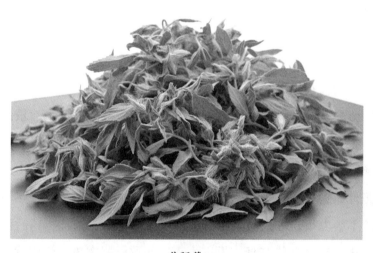

龙胆草

脾胃湿热影响肝胆疏泄，用柴胡茵陈蒿汤

我给大家讲讲刘渡舟老先生的医案。

一位姓孙的男士，55 岁，3 年前洗浴之后出了很多汗，吃了两个橘子后突然感觉胸腹之中灼热不堪，从此不能吃面食和鸡鸭鱼肉等荤菜，甚至不能喝热水，如有触犯，就会胸腹之中灼热，必须喝冷水才会好受点。即使是冬天，也只能喝凉水而不能喝热水。他去医院检查，各项指标没有异常，多方医治无效后，专程从东北来京请刘老诊治。

经询问，患者平日里口干咽燥，腹胀，小便短黄，大便干，数日一行。舌质是红绛色，苔白腻，脉弦而滑。根据脉证特点，医生认为他是"瘅热"之病，《金匮要略》称作"谷疸"，是脾胃湿热蕴郁，影响了肝胆的疏通代谢功能。

于是用柴胡茵陈蒿汤，清热利湿，以通六腑，疏利肝胆，以助疏泄。

医生开了方子：柴胡 15 克，黄芩 10 克，茵陈 15 克，栀子 10 克，大黄 4 克，这是小柴胡汤的思路，柴胡和黄芩也是疏肝利胆、泻火的。

患者服了 7 剂药，感觉胃中舒适，然后又加了佩兰 12 克，芳香化浊，开胃气，把湿热用芳香之气化掉，然后用黄芩、黄连、黄柏、栀子，"连服 7 剂，口渴饮冷已解，舌脉恢复正常，胃开能食，食后不作胸腹灼热和烦闷，瘅病从此而愈"。从此就好了，病症就解除掉了。

这个方子一开始用茵陈、栀子、大黄把这个锁解开了，再加点清热的药，效果更好。实际上刘渡舟老先生后来用的方子有栀子柏皮汤的影子，也就是《伤寒论》里边治疗黄疸的，栀子、黄柏这样的药放在一起，是热重于湿的。所以，我们现在经常把栀子柏皮汤跟茵陈蒿汤结合在一起，热一下就能清掉了。

⌒ 经常口渴，用茵陈蒿汤加味

下边是林家坤先生治疗口渴的医案。

韩女士，45岁，口渴，喝热的才舒服已经两年多了，口中黏腻不爽，胃口不好，形体肥胖，舌质淡胖，苔黄厚腻。

舌质淡胖有可能是脾虚、阳气不足，但是舌苔黄腻说明还有湿热在身体里。所以，生病经常是各种各样的情况交织在一起的，也不是说有热，舌质就特别红，要看情况，具体情况，具体分析。

单纯用茵陈蒿汤是清湿热的，但有时候湿热和阳虚会并存，所以就要用熟附子来温阳，用茯苓祛湿气。

患者用了两服以后，感觉口渴减轻了，接着又喝了5服药，口渴就除掉了，再用佩兰芳香化湿，薄荷清咽利喉。半年以后，这位患者就没事了。

这个医案中，患者虽然有阳虚的表现，但是体内仍然有湿热，还是要先把湿热祛掉。

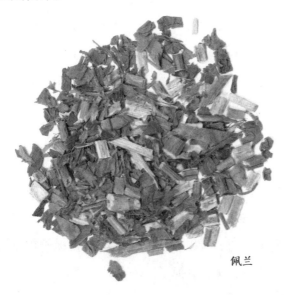

佩兰

口腔溃疡，喝茵陈蒿汤加味

我再讲一个口腔溃疡的医案。

孙女士，51 岁，患口腔广泛性溃烂 3 个月，灼热疼痛，尤其是舌体，屡经治疗，效果欠佳。她来看诊，医生观察其舌体紫暗、肿胀，这就说明有瘀。紫是红色的极限，红色到一定程度就变紫了，说明有热。肿胀也说明患者是有瘀的。

"患者尚有头胀痛，心烦易怒"，这就跟肝胆有关了。"咽干口燥"，说明津液不足，体内有热。"大便秘结"，如果仔细询问，其实应该也有小便不利的症状，因为大便干燥、小便不利往往是连在一起的。

于是开方，"茵陈蒿 15 克，大黄 6 克，栀子 12 克，牡丹皮 10 克，生地黄 10 克，薏苡仁 15 克。水煎，每日 3 次漱服。"3 服后患者舌体肿胀明显好转，溃疡面缩小，原方继服 12 服痊愈。

我上面讲的三个医案都没有出现黄疸，但只要有热蓄在身体里，尤其湿热郁结，都能用茵陈蒿汤化解开。

我们现在给人治疗湿热病的时候，有人就喜欢往方子里加点茵陈，看到患者大便干结，就配点大黄；小便不利，就配点栀子等等。所以张仲景很了不起，他的东西流传千古，依然能救人。只不过我们现在学经方的人少，经方的特点是，只要汤症对应了，用上以后见效特别快。"经方不过三"，一般用 3 服药就有明显的感觉了，如果没感觉，您就换方子。

我曾经听到有老先生教育自己的孩子，出去行医，用张仲景的方子，如果 3 服药还没有变化，就别耽误人家了，马上换方子。只要对症了，3 服药必见效。这就是经方的魅力，我们现在用的思路都是张仲景的思路。

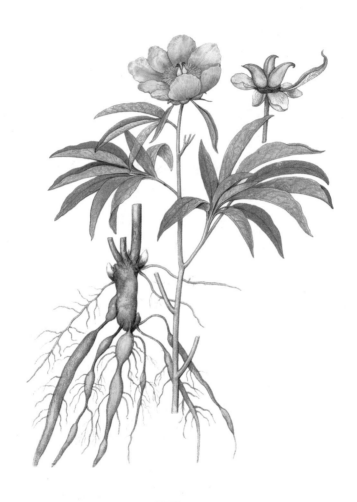

牡
丹

第四章

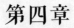

气血通畅
要化瘀

张仲景在《伤寒论》里开创了活血化瘀
的治疗方法，方剂比较完备。活血化瘀有一
个原则，就是当您的气血不足的时候，要赶
快扶正。

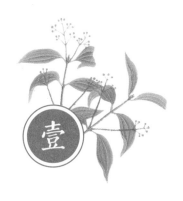

抵当汤，
专门活血化瘀的虫药

产后瘀血留在体内，用抵当汤

张仲景在《伤寒论》里开创了活血化瘀的治疗方法，方剂比较完备。后世，我们不断地发展这些思路，现在活血化瘀的药物已经非常多了，方法也很完备。

在活血化瘀的这些药里，首先是一些虫类的药物，比如水蛭、全蝎、土鳖虫、蜈蚣、地龙等，它们都有通的作用，我就经常用地龙清瘀血。我曾经说过用地龙来治疗痔疮，因为痔疮就是一种瘀血病症，静脉膨胀之后，就会形成痔疮，而地龙恰好有凉血、活血的作用。

除了虫类药物之外，还有一些化瘀的草药，药效就和缓一些，如当归、丹参、桃仁、红花等，有和缓的作用，白芍是养血、敛肝的，赤芍是通的，但是也兼具养血、敛阴的作用。

后世中医根据这些活血化瘀的药发展出了很多思路，但活血化瘀的老祖宗还是张仲景的方子——抵当汤。

下面是刘渡舟老先生的一个医案。

刘女士，31岁，产后受风引起眼睛疼，视力逐渐下降，已经两年多了。病变先从右眼开始，视力从1.2降至0.1。检查发现眼底有水肿，黄斑区变为棕黑色，被诊断为"中心性视网膜炎"。经过治疗，右眼视力恢复到1.0，但左眼视力又从1.5下降至0.1，用中成药石斛夜光丸后，视力有所上升，左眼达0.8，右眼至1.2。但患者经常感觉后背疼痛，右侧小腹也疼，每次月经快来的时候，两腿发胀，腰腹剧痛，而且精神紧张，惊怖不安，少寐善忘。舌头右边有瘀斑，脉弦滑。

医生根据上述症状，认为患者下焦蓄血，气滞血瘀，应用逐瘀活血之法治疗，这就是抵当汤的思路。

"大黄9克，桃仁15克，虻虫6克，水蛭6克，牡丹皮9克，白芍9克"，加点柔肝、泻肝火的药。患者服药六七个小时以后，就出现了后脑部跳动性疼痛，这叫气冲病灶，就是瘀血开始化开了。接着，患者的小腹疼痛难忍，大便泻下颇多，小便赤如血汁，各种疼痛迅速减轻，觉得周身都轻松了，头目清晰。然后就用血府逐瘀汤加决明子、茺蔚子，患者又服了6剂之后，视力就恢复如常人。这时她去眼科检查，黄斑区棕黑色病变已经基本消失了。

这个医案中患者就是瘀血为患，这位女士是在生完孩子之后，产后瘀血没有排干净，受寒了，血凝住了。中国古人认为坐月子要保暖，不能被寒风吹到，不能碰凉水等，都是有道理的。

血凝住了不容易排出来，瘀血留在腹部，就会导致情绪出问题，精神出问题，睡觉失眠，特别容易忘事，周身疼痛等。用一般的活血化瘀药也行，但是效果会差一点。而刘渡舟老先生用一种药就解决问题了，又加上血府逐瘀汤，患者服了6剂就彻底恢复了。

半年没来月经，一服抵当汤就好

下面是沈炎南先生治疗闭经的一个医案。

他曾经治疗了一个姓周的少女，18岁，3个月没来月经，面色萎黄，小腹微胀。沈炎南先生觉得她有瘀血，于是让她吞服活血化瘀的大黄䗪虫丸，每次吃9克，每天吃3次，一个月就能好。

但是，3个月后，一位中年妇女带着这个女孩子来找沈炎南先生。医生看着这个女孩，面颊消瘦不堪，简直不像人样，背驼腹胀，按下去，呻吟不绝。医生问，"病已至此，为什么不早点来治？"

妇女哭着说，3个月前她们曾经来看过医生，医生让她服丸药，没想到现在小腹更加胀了，四肢日瘦，背骨突出，月经还是没有，所以就又来求诊了。

孩子6个月没来月经了，医生一听完，吓坏了，"深悔前药之误"。患者瘦得皮包骨头了，小腹胀硬，重按时更疼。"此瘀积内结，不攻其瘀，病焉能除？又虑其元气已伤，恐不任攻，思先补之，然补能恋邪，尤为不可。于是决以抵当汤予之。"

"虻虫3克，水蛭3克，大黄15克，桃仁50粒。"

第二天，这对母女就一起来了，说女孩"下黑瘀甚多"，也不疼了。这时候，沈炎南先生一诊断"惟脉虚甚，不宜再下"，赶快"以生地黄、黄芪、当归、潞党、川芎、白芍、陈皮、茺蔚子，活血行气，导其瘀积，一剂之后，遂不复来"，用了这个药以后，就再也没有瘀积了。

6年以后，沈炎南先生正好在路上遇到了这个女孩，她的儿子已经4岁了。

这个医案就很有意思，一开始医生误诊了，让她吃丸药化瘀。其实，活血化瘀是有忌讳的。

抵当汤比较猛烈，没有人能用抵当汤两个月的，一般都是一服药就解决问题，泻了就完事，不会再用了。大黄䗪虫丸也是这样的，活血化瘀非常猛，所以女孩会服了3个月，瘀血没下来，人越来越瘦。

气血不足时活血化瘀，一定要先扶正

活血化瘀有一个原则，就是当您的气血不足的时候，要赶快扶正。

如果长期用丸药活血化瘀，就要同时补气血，或者先补气血，千万不能在气血不足的情况下活血化瘀。如果患者的身体非常弱，您给他通，正气就会消耗得越来越厉害。

我曾经见过一位妇女，她托朋友找到我了，让我帮她看病。我一看说，她的身体确实弱。原来是因为她生完孩子后，身体不舒服就找医生调理，医生看她有瘀血，就给她用了水蛭等化瘀的药，让她喝汤药。

她说喝了几次以后就开始不行了，跟这个女孩的症状一模一样，两眼发黑，瘦弱不堪，神志都出问题了，想问题的时候脑子反应不过来。其实这就是伤了正气了，要赶快扶正。

平时我们活血化瘀，吃点三七粉、西洋参、丹参粉就行

平时我们活血化瘀的时候，可以吃点三七粉、西洋参、丹参粉。如果气血正常，一点点地化没事；如果气血不足，您可以稍微配合一点养血的药，一起用。

比如您气虚，就配补中益气的药，可以用归脾丸，气血双补。在养的基础上，慢慢地化瘀，效果会更好。尤其是长期化瘀，一定要一边扶正，一边化瘀。如果您肝气不舒，那您可以配合点血府逐瘀胶囊颗粒等。

对于化瘀，大家一定要记住，在身体特别弱的情况下，不要贸然地单独用活血化瘀的方法，要一边补养气血，一边化瘀，这是要诀。

我们不能恨病，要用中医理论指导，合理地调整身体。没有瘀血，就不能用三七、桃仁、红花、水蛭，您的身体怎么经得住这种冲击？

我主张大家吃三七粉，每天吃1克，这样比较安全，因为三七跟人参很像，是同一科属的，也有补的作用，尤其是当三七做熟了以后，那就是补的药。一边补，一边通，瘀血就能一点点化开。

即使三七粉这么平和，而且能补，有些身体特别弱的人，吃了三七也会头晕，这就是您太虚了，气血动一点都受不了。这种人就适合先吃点归脾丸、补中益气丸等养一养，等正气足一点再慢慢化。

上面的医案中，刘渡舟先生只用了一次抵当汤，就开始用别的方子调理了，这就是中病即止，打击目标很准确。

您不能长期"轰炸"，抵当汤是一个峻猛之药，大家了解活血化瘀的思路就可以了。平时大家用通心络的胶囊，里边有水蛭，您吃一

点点化瘀没事，一下吃几十粒就不行。活血化瘀的原则，是要在扶正的基础上。对于身体虚弱的人，您如果一边扶正，一边化瘀，效果会更好。如果看到有明显的瘀结，就可以用重剂一次解决问题。

我们明白以后，在活血化瘀的过程中，大家心里就更清楚了。很多中成药里都有虫类的药物，比如，治疗心脑血管疾病的步长脑心通中就有地龙，但是量很少。丹参本身也有养血的作用；三七粉有补气作用，同时可以化瘀；当归也是一边养血，一边化瘀，这都是很好的中药。像桃仁、红花、三棱、莪术，一般通的作用比较大，养的作用就小一些。

这些药往往都是配合起来用的，比如，我让大家用补气的三七粉配养阴的西洋参粉，如果再配点养血的丹参粉，药效就会更加平和一些。大家可以每天各吃 1 克，对活血化瘀很有好处。

但是，如果您气虚或阴虚已经很明显了，那您就要配上其他东西，比如，气血虚就可以配归脾汤、归脾丸；阴虚就可以配点六味地黄丸吃；如果您生气了，有瘀血结块，就配合血府逐瘀胶囊吃，效果会更好。

活血化瘀是中医的一大课题，因为导致瘀血的疾病太多了，但凡您的身体不好了，肯定是气血运行出现了阻碍，通开才会更好。

我们要在这方面多下功夫。如果能配合艾灸、刮痧、拔罐、针灸来调理的话，更有利于瘀血化除，您的瘀血化掉了，气血通畅了，身体才能真正健康，否则只要气血堵在那里，身体一定会有问题，就是一个定时炸弹。

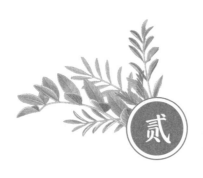

体内有瘀血，用抵当汤

瘀血证用抵当汤

有一位叫莫子仪的患者，得了伤寒七八天了，他的脉微弱且沉，皮肤发黄，神志出问题了，狂躁不安，小肚子胀满，平躺时按他的肚子会感觉很硬、胀鼓鼓的，肚脐下边是冰冷的，甚至往下一按还有点疼。

按肚子是张仲景发明的方法，这叫腹诊，后来日本的汉方派就把腹诊当作一个特别重要的诊断方法，跟舌诊、号脉差不多，通过按肚子的不同感觉，看您的问题是从哪来的。

患者的肚脐下边是冰冷的，说明他的气血不通，有瘀阻。而患者狂躁不安则是因为心神被扰，有热毒侵袭到了心包经，所以医生就给他用了铁粉、牛黄等药。

铁粉就是生铁落，以前《黄帝内经》里一共只有13个药方，其中一个药方就是生铁落（打铁的时候，火星飞溅，落下来凉了以后的

抵当汤

配方

水蛭30个（熬，9克），
虻虫30个（去翅足，熬，9克），
桃仁20个（去皮尖，6克），
大黄三两（酒洗，9克）。

功效

活血化瘀。

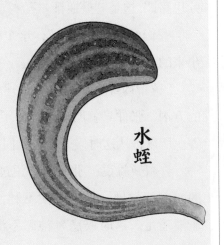

水蛭

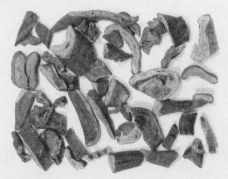

水蛭〔主治〕逐恶血瘀血
月闭，破血症积聚，无子，
通利水道。堕胎。治女子
月闭，欲成血劳。主赤白
游疹，痈肿毒肿。对折伤
坠扑蓄血有功。

虻虫　　桃仁　　大黄

铁屑），用它熬水喝，可以镇静安神。所以，医生用这味药是想把他的狂躁止住。

许叔微诊断以后，对那个医生说，"您说得不对，不是正确的治疗思路。"这是"瘀血证尔"。

我们经常说"瘀血"，这个概念其实是张仲景在《伤寒论》里提出来的。

《黄帝内经》里有大量论述血液循环不畅的说法，但是没有治疗的方剂，张仲景就明确地提出了治疗的方剂，如抵当汤、桂枝茯苓丸等。所以，从这时候开始，我们就知道怎么来化瘀血了。

许叔微就说："张仲景曾说过，皮肤发黄，脉沉结，小腹胀满，按的时候感觉硬，如果小便不利，这是血不足；如果小便正常，说明血液还足。这时候患者神志不清、发狂了，就是有瘀血，可以用抵当汤。"

于是许叔微就按照张仲景的方法给患者用了抵当汤，用了一次药，患者就"下血"了，血从小便或者大便出来，颜色是黑的。瘀血出来以后，患者狂躁的状态就止住了，出汗了，病就好了。

小腹硬、胀满，大便黑，可能是体内出血

许叔微不仅看《伤寒论》，他也读《黄帝内经》。

他说："经云：'血在下则狂，在上则忘。'"瘀血如果在身体下部的话，人就容易狂躁，在上部就容易忘事，这就说明瘀血在身体上下不同的位置，会引起不同的神志问题。

"太阳，膀胱经也，随经而蓄于膀胱，故脐下胀"，外邪来了，开始病在体表的太阳经，而经络跟脏腑相关，所以外邪来了就容易顺着

经络进入膀胱，这叫随经而病，即沿着经络出现疾病。所以，前文医案中患者的肚脐下胀满，小腹一按就感觉硬，使劲按的时候甚至会疼。因为血瘀结在下焦，大小肠交界处，所以有瘀血的人，大便会黑，一般有瘀血就会出血。

大便黑是一个诊断瘀血的依据。出血是有地方堵了，就像河道堵了，下边就没水了，上边堵得越厉害，河水就会泛滥得从河道两边出来，这就是为什么瘀血证有时候会出血的道理。

这个医案很简单，它是中医历史上规范地治疗瘀血证最早的医案之一。张仲景开创了治疗瘀血的先河，他写出了瘀血怎么治疗。但张仲景的方案怎么用，后来大家也不是很清楚，因为很多名医不往外传张仲景的方子。

这个医案特别了不起，我们现在讲了很多有关瘀血的事情。我每次开健康讲座，一开始就先讲瘀血，讲的时间特别长，因为有瘀血的人特别多，而且它的危害特别大。比如，患心脑血管疾病、结节肿瘤的人，瘀血特别严重的非常多。所以，我们要特别重视瘀血。

瘀血有哪些表现？

瘀血就是血液循环有障碍，堵住了。

瘀血的原因有很多，比如，寒冷，血液凝滞，气虚无力推动血液行走，就会导致瘀血；热盛，血液干涸，津液蒸发了，造成热邪蓄积在某些地方，就会导致气血运行障碍，让瘀血堵在那；血亏，气血没法运行，就可能形成拥堵；还有气郁，生气导致的郁结，也会导致瘀血出现。

瘀血有哪些症状呢？张仲景讲得特别清楚。

他说："太阳病六七日，表证仍在，脉微而沉"，外邪还在体表，瘀血的人的脉是涩的，就像用刀轻轻地刮竹子，感觉涩，因为他的气血运行不畅。脉沉，往下按才有，这是瘀血的指征之一。

这些人的神志会出问题。因为心主血脉，如果您的身体的某个地方堵住了，心功能就会受影响，出现两种情况，一种是善忘，另一种就是狂。

还有一个指征，就是局部会疼痛，比如，瘀血在胳膊的时候，胳膊会疼；在胸中，胸口会疼；在小腹，小腹就会硬、疼。

身体容易发黄，是暗黄色。因为血液循环有了障碍，这时候小便是通畅的，脉沉结。

张仲景又说，这样的人特别容易忘事，生活中这种人特别多。有很长时间的血液循环障碍，所以就容易忘事。

大便黑，因为身体里出血，血液混入大便，时间长了颜色就会变黑，而不是鲜红色。

"伤寒有热，少腹满，应小便不利；今反利者，为有血也。当下之，不可余药，宜抵当丸。"是说，患者没有表证、里证，发热七八天，虽然脉浮，但也可以用下法。如果用下法还是没效果，脉还跳得快，经常饿，特别能吃东西，六七天不大便，就是有瘀血，就可以用抵当汤。

张仲景就用这些文字讲出了瘀血的指征。

后世的人也在不断总结，有瘀血的人还会嘴干、咽喉干，并不是口渴，只是干。嘴唇的颜色会发黑，嘴边青紫。有的人眼眶周围有黑眼圈，皮肤会特别干，冬天的时候像鱼鳞一样，一碰就起皮，还会出现各种血丝，比如腿上的毛细血管浮起。

瘀血严重的人，舌边可能有瘀斑、瘀点。舌头往上翘时，舌下静脉正常是淡淡的两条，若隐若现，而有瘀血的人静脉会怒张，又黑又粗，像珊瑚树一样。

在张仲景的时代，虽然记载了舌象，但是没记载得这么清楚，没有总结瘀血的舌象。是后世的人不断总结，大家沿着张仲景的思路就发现了瘀血的很多问题，所以大家就知道了各种活血化瘀的方法。

抵当汤就是通瘀汤

抵当汤的汤名是怎么来的呢？我们有各种说法。

刘渡舟老先生说，抵当是水蛭的别称，叫抵当汤是通瘀汤的意思。

现在抵当是一个词，所以大家把抵当汤理解成抵抗什么东西的意思。但在古代其实没有这样的词，这两个字放在一起，单个字有单个字的意思。

"抵"是通、推、挤的意思，比如用牛角使劲顶，这就叫抵。"当"是阻挡、阻拦的意思。抵当汤就是把障碍推开。

抵当汤中有水蛭和虻虫，这都是动物类的药。水蛭里有水蛭素，现在我们知道它有溶血的作用。

我小时候经常见到水蛭，在东北稻田边的河沟里，都是水蛭，一伸一缩的，长的时候变得很长，一缩的时候就变得很短。它只要碰到动物就会吸到身上。它是一种吸血的动物，溶血作用特别强，甚至能透过一般药物透不过的脑血屏障。所以，它化瘀血的效果特别好，一般的瘀血都能化开。

虻虫是空中飞的，也是吸血的，它往牛身上叮，也有溶血的作用，而且比较强。

然后配桃仁，把皮和尖去掉。这是草药，动物药的力道一般比较大，桃仁是化有形的瘀血的。

最后配酒洗大黄。正常情况下，如果您想泻下，后放大黄效果最好。如果它跟其他药一起熬，就有清热化瘀的作用。这里大黄一边要起泻下的作用，一边还要起清热化瘀的作用。因为热和瘀血结在一起，肠中有瘀滞，这时候就要用寒下的方法，所以用大黄这味药是一举三得，通下、泻热、化瘀。

这就是抵当汤。您煮3升出来，煮好以后，先温服一升，看有没有泻下；如果没下，就接着喝。

您也可以用抵当丸，就是把水蛭、虻虫、桃仁、大黄做成药丸，效果会比抵当汤和缓一些。

抵当汤是治疗瘀血的一个比较猛烈的方子，它在张仲景诸多化瘀血的方剂里排第一。

自从张仲景开创了活血化瘀的疗法，后世不断发展，活血化瘀的方法已经成为我们治疗疾病的一个重要手段了。现在社会死亡率排第一的心脑血管疾病，其实从某种程度来说，都是瘀血造成的。活血化瘀，应该是中医里特别重要的一部分内容，这些内容掌握好了，对保护自己和家人的健康特别有意义。

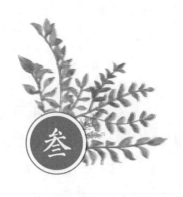

手脚冰凉，不一定有寒

四肢凉，胸间多汗，是真热假寒

江西有一个姓吴的卖茶叶的人，他到江南来，得病了，头痛得像脑袋上拿东西一圈圈缠上了一样，总是闷闷的，晕晕的。两腿从膝盖往下都是冰冷的，看着好像有点寒证，胸间汗多，开始说胡话了。

他就请来了一个中医给他医治。医生一看，他是阴证，可能是阳气不足受寒了，因为两脚冰凉，肯定要温阳，他就用了有附子的方子来治。

许叔微这时候也来诊断，发现患者的脉有点弱，轻轻一按，能摸到，但是重重地按又没了，好像飘在表面似的。

古人说像轻轻的布飘在水上似的，您一碰能碰到，往下压又摸不着了，是一种很弱的脉象。这种脉象往往代表亡血伤阴，或者是湿气重。

患者关脉是濡，尺脉又急，尺脉急代表有热，所以许叔微"遂断以湿温脉证"，他认为是湿和温热合在一起了。

这时候许叔微就给患者用了3次清热的白虎汤，患者的病就解掉了。首先，这个人的症状有一个假象，他的膝盖以下特别凉，但胸间多汗是热证，有热才会逼迫汗出来。实际上说胡话也是有热证的表现，热邪扰乱了心神。他头痛如裹，中医认为这基本上是有湿邪，湿气重才这样。湿气重的人，天气不好，尤其是蒙蒙下雨的时候，脑子就感觉像是缠了一个大布头一样，晕晕的，感觉脑子很沉。

总而言之，这是湿、热合在一起的表现。

为什么前面医生非要用附子呢？患者腿冰凉，大家会觉得这是阳虚，而实际上是热证，我们叫真热假寒。四肢是身体的远端，有时候会出现假象。气血在体内循环，近的地方循环可能没问题，因为它很容易就到，但是远端气血到不了，就容易发生变化。这时候，我们不能因为远端是凉或者热，就判断身体整体是凉还是热。比如手脚凉，可能是各种原因导致的，并不一定就是寒证。只要气血在体内、脏腑郁结，形成瘀血，气血运行不到外边，外边就会凉。这时候您感觉凉就不能完全说这是受寒了，这可能都是假象。

容易生气的人，他的气机在中焦肝胆郁结，脏腑气血运行不正常，这就叫气郁。气郁以后，气血不能正常输布全身，这时候就容易出现四逆。这时候我们就要疏肝理气，把郁结打开，让气机通到四肢，手脚冰凉才能解除。所以，在出现四逆的时候，有的人是真的阳虚，这就得用四逆汤（有的人用四逆散）。

还有的人气血不足，血虚，一到天凉的时候，血运不过去了，也会手脚冰凉。**血虚的原因要么是脾虚，要么是心神消耗过多。**这样的人，就要养血，这时候不能觉得手脚冰凉就去温阳，而要把血慢慢养足，手脚慢慢就暖过来了，恢复正常。

女性群体里，血虚导致手脚冰凉的人挺多的。这种人，夏天的时候手脚温度还行，一旦进入空调房，或者一到冬天，手脚立马就冰凉了，非常怕冷。舌头的颜色是淡的，有黏膜部分颜色都很浅，蹲下、站起来眼前都发黑。这时候您越温阳，血就会越被耗干，越亏，那就出问题了。

除上述原因外，还有一些人是因为邪气盘踞于脏腑，比如湿、热，或湿气跟痰湿结在一起，导致气血被郁住，没法正常运行，也会手脚冰凉。这时候手脚冰凉是假象，千万不能给患者温阳，要先把热清掉，同时配合按摩、推拿，让经络通畅一点，更有助于把邪气清掉，让手脚暖过来。

母亲患慢性肾炎，我给她吃凉药

我的母亲患慢性肾炎的时候，湿热盘踞于肾脏，肾经有湿热、瘀血，所以要清湿热、化瘀血、活血通络。

当时我的母亲就怕冷，大夏天穿毛裤。我就想，到底该不该温阳，因为传统的治肾病的方法就是补肾温阳，可是赵绍琴老先生说，肾病有时候是因为湿热、瘀血，一定要把瘀血化掉，把湿热清掉。这时候脉象和舌象就很关键，脉跳得快，说明是有热，如果舌头红，就是有热。

我当时看母亲的舌头是红的，脉也跳得快，所以最后我相信赵绍琴老先生的论断，给我母亲吃凉药，如芦根、白茅根、生地榆、茜草等，慢慢地她的身体就好了。

身体好了以后，她就开始往下减衣服，最后体力就恢复正常了，不怕冷了。所以，这种情况下，中医理论讲的就是对的。您要在更高一个层次看问题，要知道有时候凉是有邪气瘀积在中焦，气血到不了身体最远端，所以才会觉得特别凉。

就跟许叔微的这个医案一样，他用白虎汤清热，在当时已经很了不得了，他认定这是热证，就往外清，把热散掉，人的气机就正常了。

这就是中医理论对临床的指导，我们要识别假象，获得真相，明白根本原因。现在大家知道了手脚冰凉会有多种情况，所以您要多分析，至少寒热，您要先分清楚，以免犯错误。

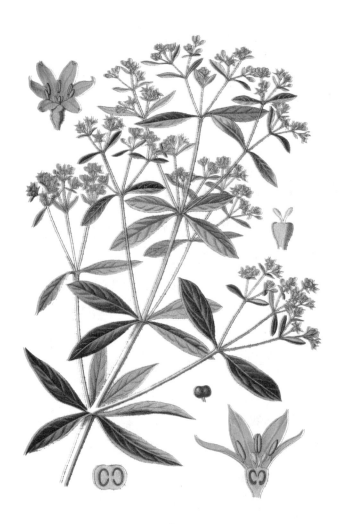

茜草

第五章

外感发热，
多种方法清热邪

外邪来了，体内有寒的，体内有热的，有郁结的人，都特别容易生病，因为所有的外伤病都是以体内环境的改变为基础的。

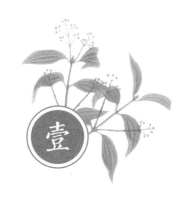

大便不通、眼睛发直、下午发热，喝小承气汤

下午发热、神志不清、大便不通、两手往空中抓东西，用小承气汤

一位姓张的患者，四十岁左右，得了外感病，大便不怎么通，每天下午 3 点到 5 点都发热，明显带有时间节律性。他的神志有点不清楚，手颤巍巍地摸着衣服边，有时候摸床边、被子边。

危重病的患者就会有这种情况，是心神已经散乱的表现。古人描述得特别精准，一些老年人在病危的时候，手就会摸衣服边，在空中乱抓，眼睛闭着。

他的眼睛是直的，看东西直愣愣的，实际什么都看不到，这时候他的视神经已经受扰了。换了多个医生，都说他到伤寒最凶恶的状态了，治不了了。

这时候就请许叔微来了，他宅心仁厚，还是要努力一下。

小承气汤

配方

大黄四两（酒洗，12克），
厚朴二两（炙，去皮，6克），
枳实3枚（大者，炙，9克）。

功效

通便，调和肠胃。

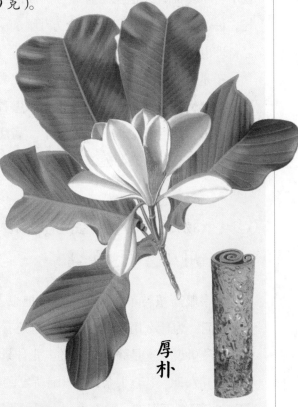

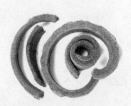

皮〔主治〕中风伤寒，
头痛寒热惊悸，气血痹。
温中益气，消痰下气。
治霍乱及腹痛胀满，胃
中冷逆，胸中呕不止。

厚朴

大黄　　　厚朴　　　枳实

　　许叔微就说，"虽然他的病情已经很严重了，但是我也要试一试。"许叔微去了以后诊断完，说，"情况真的挺凶险的，到了这种症候的时候，十个人里九个都会死。"

　　张仲景讲过这种情况，但是没写治法。

　　如果脉还有劲，这个人就能活；如果脉涩、没力气，那这个人就不行了。而且，这位患者经过前面医生的治疗，吐过，已经伤了正气。许叔微就勉强又开了一个方子，如果大便通了，脉还有劲，"庶可料理也"，或许就还可以治疗。

　　于是许叔微就用小承气汤治，它比大承气汤的力道弱一点，里边没有芒硝，但有大黄、厚朴、枳实。患者用了一次小承气汤以后，大便就通了，然后慢慢地开始恢复了，病症开始消失了。许叔微一摸他的脉，还有点劲，又调理了半个月，患者的病就好了。

肠道不通，会说胡话，正气不足，用小承气汤

　　这一服药扭转了格局，许叔微把患者从危重的状态抢救过来了。大家就问，为什么用药以后脉有劲就还有救？

　　许叔微说，这是张仲景讲的。张仲景说："伤寒若吐、若下后不解，不大便五六日，上至十余日，日晡所发潮热，不恶寒，独语如见鬼状。若剧者，发则不识人，循衣摸床，惕而不安，微喘直视，脉弦者生，涩者死。微者，但发热，谵语者，大承气汤主之。若一服利，则止后服。"

　　张仲景描述得非常仔细，这都是因为肠道不通，阳明腑实，所以肠道里会产生各种毒邪。我们现在讲扰乱心神，实际上就是毒邪干扰大脑神经了，这样的人就会胡言乱语。

张仲景说，严重以后，病发了都不认人了，就会摸衣服边，摸床边。我亲眼见过这样的人，我的老父亲患帕金森病，后来就有这种情况，这对古人来讲就已经活不了了。但是我一直在给他调理，我爸爸就维持了好多年。

心里不安，然后微喘，眼睛是直的，看不见东西。脉弦，有劲的人，就能活；如果脉是微弱的，人就会死。病情轻的，就会发热，然后胡说八道。喝一次大承气汤，泻下了，就不要再喝了。

对于病重的人，张仲景没讲治法，他只说脉涩的人会死。病情轻微的就会说胡话，要用大承气汤治。

许叔微也觉得困惑。他说："我曾经看钱仲阳写的《小儿药证直诀》，说手摸衣服领，没事就捻各种东西，是心神乱了的状态，这是肝热。"

许叔微深受启发，说这个病症在《伤寒论》里列在阳明篇里，邪热进入胃经了，所以用大承气汤泻。一方面泻阳明腑实之热，一方面泻肝热。泻完以后，如果脉还是强的，就说明胃气还坚实，邪气侵犯不了，这时候患者是有可能救活的。

因为患者的正气有点不足了，所以许叔微就改用小承气给他泻一下，把阻碍气机的物质泻掉，让患者身体的正气恢复。

许叔微说："我曾经说过，您不能只看张仲景的书，有些东西您是悟不透的，这样您的思路就打不开，一定要看诸家的，融会贯通，从这里边再去阐发、体悟张仲景所讲的道理。"

这段话非常重要，阐明了经方大师许叔微是怎么学张仲景的书的，并不是我们想象的，只把张仲景的书背下来，他也看别人的书，像孙思邈的书等。

我们从这里边就能发现，在治疗这些疾病的时候，张仲景经常使用泻下法，像这种危重的情况，许叔微就用了小承气汤泻下。

保护好肠道菌群，不让毒素进入体内

我曾经讲过，任何引起身体气机运行障碍的东西，都会导致我们的身体进入疾病状态。尤其是在有外邪的时候，外邪侵袭身体，就要动员能量去抵抗外邪。

但如果有东西阻碍了身体气血的运行，就会导致抵抗外邪不利，使病情加重，所以我们中医一直力图清除这些影响气血运行的障碍。比如，我们有化瘀血的方子，泻下的方子，气血凝滞了，还有温的方子。

大家就知道，原来中医是要排除身体里的障碍，像阳明腑实的状态，大家不要小瞧肠道里边的阻滞，这非常重要。

肠道里有特别多的菌群，甚至可以看作是人体的一个器官。正常的人可能有八九百种，有些吃得很健康的人，甚至有一千多种细菌，但是在城市里边，天天吃乱七八糟的东西的人，打抗生素的人，可能只有五六百种。

这些菌群里有有益菌、有害菌，还有一些中立的菌群。有益菌是帮助我们分解食物的，然后把营养运化到全身；有害菌平时是控制得非常好的，在一定范围内它不为患；中立的菌群不好也不坏，但它存在。

我们每个正常人体内的菌群重量应该是一两千克，这个分量比我们很多脏器都重，它们中的有益菌起了很大的免疫作用。

我们的肠道是人体的一个重要的免疫器官，它跟我们的神志、性格、情绪、代谢状态、免疫强弱都相关。中医经常补脾土，让我们的正气充足、胃气强壮，其实跟有益菌的存在有关。

菌群很重要，以后中医跟菌群肯定要结合起来。古人说不出来是菌群的原因，但他们这么用，山药、莲子这些东西都是有益菌喜欢吃的。而我们清湿热的黄连、黄柏，都是杀灭有害菌的，是有针对性的。

当然，在我们生病的时候，肠道菌群就会紊乱，有害菌滋生，有益菌数量减少等，这时候肠道就会变得不通畅，让菌群更加紊乱。比如，身体高热，体内津液减少，肠道菌群生存的环境改变时大便就容易不通，导致有些有害菌会上行，进入其他位置，如果引起了神经系统的改变，比如刺激了脑神经，就会出现我们经常说的神昏谵语，甚至是张仲景讲的，摸衣服边，在空中抓东西，像搓线一样。

所以，当肠道菌群崩溃了，离人的身体崩溃也就不远了。

古代的中医特别聪明，他们迅速地用大承气汤、小承气汤给患者泻一下，**把肠道清空，改变肠道这种不利的格局，让菌群再生**，患者马上就好了，这就说明古代中医已经掌握了怎么调整肠道菌群、免疫系统，不让毒素进入体内，引起更大的灾祸。

其实，按后世的经验，用完这些方法以后，您还要慢慢地补脾，帮助有益菌群迅速恢复数量。可以吃山药，调脾胃，也可以吃点补中益气丸、六君子丸、莲子这些东西，巩固疗效。

根据这些情况，我们得到的结论就是，保护我们肠道内环境的稳定非常重要。

怎么保护肠道内环境的稳定？大家可以多吃点五谷杂粮，少吃点乱七八糟的东西，有些添加剂会杀灭各种菌群，小孩子用的抗生素，也会杀灭各种菌群。孩子的有益菌群越来越少，他的身体就越弱。所以，大家要保护好我们肠道的菌群。

如果从这个角度看古代中医治病的这些事，您就会看得更清楚，原来古人虽然不知道菌群的说法，但是处理问题是从这个角度去出发的。

古人确实非常了不起。

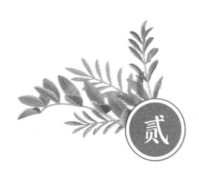

女性特殊时期患外感，
说胡话，用小柴胡汤

女子来月经时外邪进来了，
引起热证就会说胡话

下面这个医案是，公元1131年2月，在毗陵（在现在的常州），学官（主管考试教学的官员）王仲景的妹妹得伤寒病了。七八天以后，就感觉昏昏沉沉的，喉中的痰响得像锯子似的。眼睛闭着，像昏迷了一样。

许叔微的一生比较坎坷，他考上科举，已经是岁数很大时候的事了。他年轻的时候一直在考科举，所以跟这些主考的官员都比较熟。

王仲景的妹妹病得已经很厉害了，于是就请许叔微来看病。

许叔微就问，她以前有什么症状？

她的妈妈在旁边说，这个孩子得病四五天的时候，到晚上就开始胡说八道，好像有人问她话似的，跟见鬼了一样。

我不知道大家有没有见过这种情况，患者突然说那边有一片云，开始胡说，不知道怎么回事。

许叔微也很心细，就问她开始生病的时候，是不是正好来月经了。

她的妈妈说，问对了，她那时候刚来月经，结果得了伤寒，身上热，月经就停了，又回去了。

这就找到线索了，许叔微说这是"热入血室也"。

什么是"热入血室"？

热入血室，是一个术语。

张仲景专门讲过，妇人在来月经时感受外邪了，就开始发热，白天好像很正常，晚上就开始谵语，病发作得好像有节律似的，这就叫热入血室。

其实在生活中，女性朋友们有时候真的会遇到这种情况。有外邪进来以后，身体最外边的一层防御叫太阳经，跟邪气抗争。如果没扛住，邪气就会往里走，阳明经就开始更加激烈地抵抗。阳明经如果也没抵抗住，这时候邪气就会继续往里走，进入少阳。少阳胆经，肝胆互为表里，肝胆相连，这时候就容易在肝、胆经出问题。

女性生殖系统基本上是在肝经循行的路线，所以，如果外邪没有被太阳经、阳明经拦住，入侵后，顺着肝、胆经走，进入女子的胞宫，就会引起热证，叫热入血室。

为什么外邪一下子就引入了女子的胞宫？这跟女子来月经相关。女子来月经了，胞宫的气血就空虚，外邪就会进来，阻滞女子胞宫里边的脉道。而发热分气血，白天发热往往跟气热有关，晚上"阴血主是",所以,在晚上热邪就容易上扰心神,使患者胡说八道。

热入血室的另一个重要的指征是月经停止。其实以前很多妇女,尤其是农村的,大家有时候治病不及时,真会出现这种情况。

因为热邪在身体里跟血相斗,当血因热邪凝结时,经络不通了就会导致月经停住。所以,如果在来月经的时候突然感冒,月经可能就会停,这也是热入血室的一个症状。

这种情况下,因为热邪会损伤体内的津液,所以患者还会出现阴虚的症状,如口干、舌头特别红、烦躁等。

过去说,如果您得外感了,热邪被引入女子胞宫了,多数情况是正好来月经了。但随着《伤寒论》的方子被广泛地应用,大家发现也没这么简单。比如,除了经期,产后或人工流产后女子胞宫正好气血空虚,外邪一下就进来了,也会引起这种情况。

现在我们治疗女性生殖系统的各种炎症,输卵管、卵巢炎等盆腔结缔组织炎,包括一些感染,有了少阳经的症候,比如说定时发热、浑身发冷、胸肋胀满、小腹满痛,严重的时候出现神昏谵语、夜里胡说八道等,我们就都要高度怀疑这是热入血室了。

其实对于女性来讲,热入血室的概念是非常重要的,我们的老祖宗把这些都总结出来了,我们一定要学习。

小柴胡汤专治热入血室

张仲景早就把热入血室写出来了,但是之前给王仲景妹妹看病的医生不知道,就用热药给她补了,导致胸膈不利。

为什么她的痰这么多?因为这时候就不应该补,三焦不通,所以痰涎会往上涌,喘得厉害,那怎么办呢?

许叔微就说，这个患者已经热到极点了，非常严重，必须先把痰涎化开，把热清掉。

怎么把痰涎化开呢？他用了一呷散。一呷散主要是化痰的天南星，配点化痰息风的白僵蚕、全蝎，这是古代的一个方子，可以治疗昏迷、痰特别重的情况，尤其是这种急症。

许叔微就给患者用了一点，过了两个时辰，她的痰涎慢慢地就少了，喘声慢慢地轻了，睡着了。

从这天开始，她就不昏迷了。这是因为痰涎阻碍轻窍会让她昏迷，加重她的病情，一旦把痰化掉了，气息通了，人就不昏迷了。

接着，许叔微用了小柴胡汤加生地黄，生地黄是补充津液、养阴、凉血的，因为患者身体里有热，所以您还得给她滋阴。患者喝了3次，身体就不发热了，没出汗，病就好了。

小柴胡汤就是专门治疗这种热入血室的症候的。因为这时候患者属于少阳证，与肝胆相关联，小柴胡汤有从小肠往外透邪气的作用。

张仲景说，一位妇人中风了，七八天后得了伤寒，发热时间好像

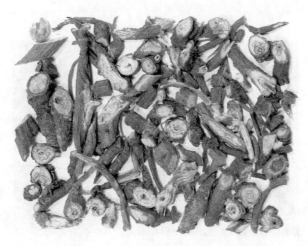

柴胡

有节律似的，月经断了，这就是热入血室，血凝滞在身体里了，所以它发作像疟疾一样，可以用小柴胡汤治疗。

如果患者因为热往上迫，头上总出汗，针刺期门穴也行。

大家一定要知道，女孩子来月经的时候患感冒了，其实喝一点小柴胡颗粒可能比其他药都见效。小柴胡汤虽然就柴胡、黄芩、人参、半夏、甘草、生姜、大枣这几味药，但能和解少阳，有把邪气往外清的作用。

现在肝气不足、肝胆失和的人特别多，所以小柴胡汤的应用特别广泛。给大家介绍这个方子，就想让大家知道，热入血室的时候，我们可以用小柴胡汤治疗，喝小柴胡颗粒也行。

因为妇女患外感的机会比较多，女子跟男子的生理结构不同，一旦邪气往里走了，热入血室了，小柴胡汤就是主方，还可以往里边配点别的药，比如，清热的、透邪气的、滋阴的当归、芍药等。

后世，不同的医家配不同的方子，治疗经验也越来越丰富，但核心一定是小柴胡汤，它把少阳打开了，把邪气往外透，这样病才能好。

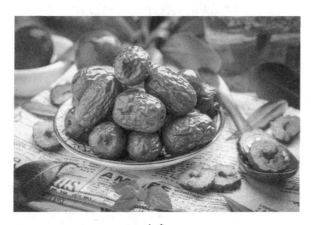

大枣

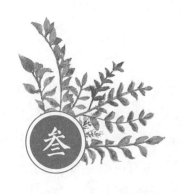

女性月经期间发热，晚上说胡话，刺期门穴

结胸是什么意思？

有一年，一位妇人患了伤寒病，身体忽冷忽热，还有一些很奇怪的症状——白天正常，但是一到晚上就开始说胡话，而且还很狂躁，不能安宁。

这时候，她的丈夫就来问许叔微该怎么治。

许叔微对这种症状很熟悉，他说如果患者正好来月经了，感受外寒以后月经断了，这可能是热入血室。许叔微诊断出来了，可能也给患者开了方子，但是书上没记载。

第二天，患者的丈夫又来说她病重了，说明回去没按许叔微的方法治。许叔微后边写了，她找了别的医生，给她治错了。

这就特别可惜，遇到了许叔微这样的名医，开了方子，却没按他的方法治。

结果过了一天，她丈夫跑来，说患者已经出现结胸的症状了。

结胸是一个中医概念。有可能是我们在患外感时，错误地使用了攻下的方法，导致正气受伤，邪气往里走陷入胸中，跟胸中的水饮、痰热等相结所致，也有可能是病邪在太阳，内传阳明，阳明实热跟腹中原有的水湿等互结而成。

结胸证患者一般表现为胸胁硬、有触痛、微汗，但只有脖子以上汗出。

中医把结胸分为小结胸和大结胸。小结胸是痰热互结心下，具体表现是一按就痛，不按不痛。调理小结胸，可以用小陷胸汤，瓜蒌、半夏化痰，黄连清热解痰。大结胸以太阳表证为主，如果错误地用了下法，把邪气引入体内和胸中的水饮相结，导致心下和少腹硬满，手一碰就疼得不得了。大结胸是急腹证之一，非常凶险。治疗这种病我们用的是大陷胸汤，有大黄、芒硝等药，泻胸中之水，往外祛除水邪。

除小结胸和大结胸之外，还有一种血结胸，就是上面的医案的情况。

血结胸是结胸证里一个特殊的类型，我们平时也不多见，具体的症状许叔微一直没讲，患者的家属也没说，就说胸脘胀满，一按就疼。特点就是有瘀血的指征，如容易忘事、小便多、不口渴。

妇女在月经期外感伤寒，引起热入室时，用小柴胡汤就可以，但是患者请的医生给她治成了结胸证，现在用小柴胡汤就已经没效果了，使不上劲了。所以许叔微就说，刺期门穴可以治好。

结胸证，可以刺期门穴

期门穴在乳头的正下方，第6肋间隙，身体正中线旁开四寸的位置，是肝经的穴位，具有疏肝理气、活血化瘀、泻热的作用，一般治疗肝经的一些病证，如胸胁胀满、疼痛等，有时候遇到胸乳中有明显的炎症，我们刺它就能把邪气泻掉。这是中医经常用的一个穴位，平时我们情绪不好，有一些肝气不舒的病时，揉一揉都能起作用。

许叔微就是用这个方法，把这位妇女的邪气给泻出来了，把病症解开了。

我们先来了解一下，热入血室为什么会形成结胸证？

许叔微讲，邪气进入经络和正气进行搏斗，这个搏斗的战场会来回改变，邪气随着经络运行，碰到来月经时，妇女的气血是亏虚的，就相当于打开了大门，此时邪气乘虚而入，血被邪气逼迫，进入肝经，导致肝经受邪以后，患者就会说胡话。若没有及时治疗，或用错了治疗方法，血和邪气继续打，就会导致结胸。

所以一定要刺期门穴，因为期门穴是肝之膜原，是肝经很重要的穴位，如果没有邪气，血没有聚于胸中，用小柴胡汤就能解掉。既然已经聚于胸中了，小柴胡汤就无效了。**而刺期门穴，是给邪气找出路。把邪气引出来，这样病才会好。**

这个病例比较特殊，许叔微讲了，女子受外邪以后有什么不同，血是怎么运行的。女性确实更依赖于血，因为其有特殊的生理结构、生理功能。

许叔微论述了邪气怎么走，每月来月经时，邪气就容易进来，先入肝，再往里走就到膻中穴了，就容易出现更严重的病症，这时候许叔微用刺期门穴调肝经的方法解除。

因为许叔微对人体的生理特征掌握得特别仔细，所以他用一个穴位就把问题解决了。女性朋友如果听了这个医案，就会对自己的生理有更深的认识。

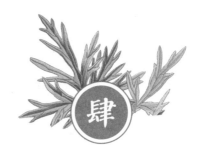

《伤寒论》越学越魅力无穷——白虎汤证的启发

白虎汤证有四大特点：脉洪大、大热、大汗、大渴

　　白虎汤是《伤寒论》里非常重要的一个方子，特别经典，历代医家经常用。

　　开始的时候，这个方子主要治疗伤寒引起的阳明气分的热证，后世我们也用这个方子治疗温病，因为温病有四个层次，叫卫、气、营、血，温热之邪到了气分的时候，会引起高热，所以我们也用这个方子。

　　白虎汤具体应用的症候有，舌质红，舌苔黄、干燥，这是有比较明显的热证，脉洪大、跳得特别有劲，往往还带点滑，脉像滚珠一样骨碌骨碌的。

后世吴鞠通总结了白虎汤证临床上的四大特点：

1. 脉洪大

这是第一个很重要的指征。

2. 大热

患者大热，身体一定是高热的。因为身体动员起能量抗邪时往往力量很强，所以会高热。

3. 大汗

这是吴鞠通认为的，但张锡纯反对这个说法，他认为有的人就是不会出汗，出大汗的人非常少，方子里的生石膏恰恰有帮助身体把热邪往外透，让汗发出来的作用。

过去认为，那种身体特别冷、没有汗的人，不能单独用白虎汤，还要配合点解表散寒的药。

4. 大渴

张锡纯认为大渴就应该用白虎加人参汤，在白虎汤证里，张仲景没说大渴，但是我们要知道，在高热的时候，人确实会渴，因为体内的津液会慢慢不足，所以会渴。如果渴得很厉害，那就要加人参了。

生石膏的妙用

在热盛的时候，我们主要是用白虎汤里的生石膏。

关于生石膏，张锡纯讲过好多，他也特别爱用这个方子，还专门写了好长的文章，说要深究一下白虎汤的道理，讲了很长一段生石膏的作用。他认为生石膏没有大家想的那么寒凉，大家不用害怕。以前很多医生害怕，只用一钱、两钱，或者就用点熟石膏，这就坏事了，熟石膏是做模具的，吃下去对人体是有害的。所以，熟石膏外用可

生石膏

以，内用一定用生石膏。

张锡纯就批评吴鞠通，说他写《温病条辨》的时候，限了石膏的用量。后来他年龄大了，有人把他给人看病的医案统计起来，发现他用了上百斤的生石膏。

张锡纯就说，他年轻的时候经验不足，所以把分量定得比较少，其实量大也没事。张锡纯自己也举例子，有的人有热证，就把生石膏研成末慢慢吃，吃了很多，病就好了，胃口一点也没受影响，足以证明生石膏的药性是很平和的。他认为生石膏能把热邪往外透，让人出汗。

张锡纯在某种程度上，极大地开拓了生石膏的应用范围，这就是他对中医的贡献。

出麻疹后，高热不退，喝白虎汤

下面这个医案，是刘渡舟老先生用白虎汤的医案。

一个女宝宝，3岁，出麻疹后，高热不退，浑身出汗，一茬汗没出完，就又出一茬。孩子口渴，嘴唇干燥，一直在喝水。她的舌苔薄黄，黄就代表身体有热。脉像滚珠一样跳得很快。

这时候刘渡舟老先生判断是比较典型的白虎汤证，高热，身上的汗液往外蒸发，嘴里渴，脉也跳得很厉害。

"治急当清热生津，以防动风痉厥之变。处方：生石膏 30 克，知母 6 克，炙甘草 6 克，粳米一大撮。服 1 剂即热退身凉，汗止而愈。"

对于热证，如果症状很典型，用白虎汤效果就特别好。

发热不退，喝白虎汤清热

下边这个也是刘渡舟老先生的医案。

吕先生，48 岁，在初秋患外感，发热不退，体温高达 39.8℃，到村医务室注射氨基比林等退热剂，几天后，发热到 40℃，感觉非常渴，时有汗出，而手足却厥冷。这是有热盘踞于他的身体内部，导致阴阳割据，气血不能通畅，所以手足厥冷。

按中医术语来说，这叫真热假寒，一摸手脚是凉的，好像有寒证，但一摸肚子、额头、腋下，都热得不得了。这就是张仲景讲的厥逆。

吕先生的舌苔是黄的，舌头是红绛色，比红色还要深一些，脉滑，而且跳得很厉害。

用了白虎汤：生石膏 30 克，知母 9 克，炙甘草 6 克，粳米一大撮。仅服 2 剂，即热退厥回而病愈。

吕先生喝了两服药以后，高热退了，四肢也温暖了，病就好了。

刘渡舟老先生用的是经方，药量没增加也没有减少。

对于手脚冰凉的人，张

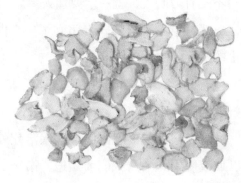

知母

锡纯就加白茅根煎汤。如果您把白茅根的横面切一下，就会发现有很多细小的管道，都有通力之相，这就是经验，能治疗厥逆。

这时候如果患者高热、手脚冰凉、身上滚烫，喝了白虎汤以后，按摩手脚，就能帮助经络通畅。只要手脚温暖，热马上就退了，气血就开始通畅了。

我们都见过这样的例子，有时候喝下去半天不见效，按摩之后手脚一暖，马上热就退了，这就是中医的经验。

身体特别虚的人，用白虎汤要加人参

张锡纯后来就把这个方子发展了，他把方子简化了。张仲景原来的方子是生石膏、知母、炙甘草、粳米（东北大米），张锡纯有时候碰到高热的情况，就用生石膏配东北大米，熬粥，粥熟了就喝米汤。因为是热的，能让体表发汗，生石膏清里热，把邪气解掉。

很多人都用过，但是特别虚的人就不能这么用，比如八十多岁的老人发热，要给他清热，就不能给他用 200 克生石膏，因为他的正气太不足了，您一定要加人参。张锡纯说，但凡您看到正气不足，脉跳得不是有力的人，就一定要加人参。

张仲景特别谨慎，专门立了一个白虎加人参汤的方子，提示大家虚的情况要注意。

有时候，体表的邪气比较盛，表证比较明显，我们就加散外寒、解表的药，比如知母、炙甘草。

现在白虎汤的思路已经融入治疗外感病的整体思路里了，随时可以加减使用。当然我们要知道，第一，有外感症的时候，您要用药物解表。第二，阴虚导致发热，不能用，要养阴；血亏引起的发热，也不能用，只有外感病引起的高热才可以用。

吃多了肥甘厚味导致前额痛，喝白虎汤

下面是一个治疗头痛的医案。

陈先生，35 岁，头痛已经 3 年多了，反复发作，非常痛苦。在本地曾用中西药物、针灸、推拿等各种方法治疗，都没能解除，后又去郑州诊治，在医院拍片，查脑血流图、脑电图，都没发现异常，医生诊断是肌肉收缩性头痛，用镇静止痛的方法治疗他，疗效不明显，于是求治于中医。

他的头痛以前额为主，前额是阳明经（两侧是少阳经；后脑勺是太阳经；头顶上是厥阴经）。

"外则皮肤紧束，内则闷胀而痛，终日昏昏沉沉，记忆力减退，甚则心烦意乱，难于成寐，寐则噩梦纷纭。唇干口燥，但不欲饮，舌质红，苔薄黄"，心烦意乱、舌质红、苔薄黄，都是有热的表现。正常情况，舌苔应该是薄白的，舌头应该是淡红色的。

很多人体内会因为各种因素形成热，淤积在各个位置。阳明胃经的热，一般是因为吃了很多肥甘厚味、湿热、麻辣的东西，导致在身体里有热，表现出来也是阳明经证。

"佐以辛散止痛。方用白虎汤加味：生石膏 30 克，知母 12 克，炙甘草 6 克，粳米 15 克，白芷 9 克。药进 3 剂，头痛著减，余证随之好转。原方再进 3 剂，头痛愈。为巩固疗效，上方又服 2 剂，半年后随访，头痛未发作。"

因为是阳明胃经的问题，所以我们用治疗阳明热证的方法——白

虎汤。其实，中医治病不是说一种药就只能治一种病，任何疾病只要出现了这些症状，都可以用这个方子。不仅仅是外感病，内伤病也是如此，您找到辨证依据就行。

这位患者头痛，不是说白虎汤能治所有头痛病，这跟阳明胃经有关，它上行走到前额，舌头红、苔黄，脉跳得很快，这些热证都有，我们就用白虎汤清热。阳明胃经的热一清，头痛立刻就好了。

我觉得一个有经验的老中医，他脑子里边有无数这样的诊断的模式，病来了，只要你症状说齐了，他马上跟哪个汤的症候对应上，基本上方子开出来就见效。

我们中医抓的是症候，只要症候你抓住了，甭管什么病，马上就可以运用。就像出汗，各种各样的都有，有的出汗手湿，写字的纸都湿了，这种情况很多，有气虚的，有阴虚的，你只要通过线索找到是阳明经气盛，脾胃运化热，那就可以用白虎汤把它清掉。

这就是中医治病的方法。所以说《伤寒论》越学越魅力无穷，多听方子讲医案，你就会发现，原来方子可以这么灵活的应用。

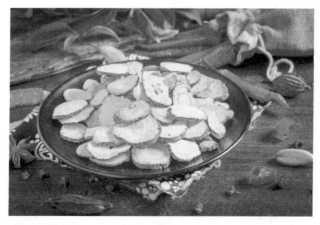

白芷

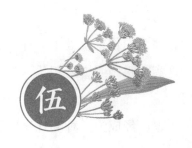

身体高热，用白虎汤清热

肚子疼、胀满、气色不好、说胡话、遗尿，用白虎汤

有一个叫李九的人，他的媳妇得了外感病，肚子疼，身体特别沉重，翻身都很困难，尿也控制不住。

这时候他就请来了许叔微和别的医生，一位医生说，是不是有湿邪在他的身体里？许叔微说，不是，这是"三阳合病证"。

许叔微看病有一个特点，他读《伤寒论》读得好，所以他就以《伤寒论》为根据。

他说，张仲景在阳明篇第十证里讲了，三阳合病，就是太阳、阳明、少阳三经都得病了。

症状是，肚子里边胀满闷，嘴里没有味道，脸上灰蒙蒙的，然后说胡话，遗尿。这实际是三阳合病，以阳明为主。

当身体开始非常激烈地抵抗外邪时，患者的身体就会出现高热，热充斥在体内，整个消化系统处于一种激烈动员起来的状态，就会导致肚子胀满，这实际跟阳明胃经相关，阳明和脾胃是互为表里的，所以和脾经也相关。

当热过分了，已经成为一种邪气充斥经络时，身体运动起来就比较难了，嘴里也没有味道。

我们感冒了就会有这种感觉，嘴里没有味道，希望来点有滋味的东西，这也跟阳明胃经有关。脾胃开窍于口，如果脾胃出了问题，嘴里就会感觉异常。所以，阳明经的阳明证，实际是身体抵抗过度导致的，是消化系统在抗衡的一种表现。

阳明证和太阴证都是消化系统的问题。阳明证是身体动员起来了很大的能量在激烈地抵抗，这时候抗邪过度，所以身体会高热。而太阴是正气不足了，尤其是脾胃功能低下，身体开始处于一种低迷的状态，都是消化系统的变化。这就是阳明证和太阴证的区别。

我不知道大家有没有见过这样的人，脸上像有脏东西似的，而正常人的脸上应该是光洁明亮的，其实这也跟阳明证有关。

我们的经络跟脏腑都是密切相连的。显而易见，阳明证会引起消化系统的变化，尤其是以胃经为主，这时候大家就知道胃经上行是走到面部的，所以我们面部很多变化都跟脾胃相关。有的女性脸色不好，脸上长黄褐斑，就要疏肝，因为肝木横逆克脾土，同时还要健脾胃，把脾胃打通，脾气可升，胃气可降，脸上慢慢地就开始恢复了。所以，想调理面部的黄褐斑之类的病变，是需要调脾胃的。

三阳合病里以阳明经的病为主，所以，患者会"口不仁，面垢"，这都是胃经紊乱的表现。

而遗尿，是因为患者身体高热，热邪扰乱心神所致。尿是需要我们的神志来控制的，患者心神被扰乱了，他就不自知了。

这时候张仲景就说"不可汗"，因为他的身体里很热，会伤津液，而且没有表证，现在就不能发汗，一发汗，体内的津液就会更不足。中医说血汗同源，您这时候发汗，心阴都会被伤掉。

　　在病重的时候，要特别谨慎，如果这时候用下法，就容易伤正气，伤了以后，阳气往外脱，额上出汗，手脚慢慢变凉。所以，这时候要用白虎汤清阳明气之热。

　　许叔微给患者用了白虎汤，患者喝了 3 次，病就好了。

白虎汤对应的是秋天，是一个清热的方子

　　中国古人特别讲究，东方青龙对应春天，南方朱雀对应夏天，西方白虎对应秋天，北方玄武对应冬天，中央为土。

　　白虎汤对应的是秋天，是凉的格局，所以白虎汤是一个清热的方子。

　　当我们体内有高热的时候，就可以用白虎汤清热。它的主要成分是生石膏，它的特点就是给您往外透热。

　　生石膏配知母，知母清肺经的热，还有保存津液的作用。炙甘草，是和中的，调和脾胃，配点粳米（东北大米）。这些东西一起熬，熬到粳米熟了，喝汤就可以了。粳米的汁有保护脾胃的作用，可以使药更长时间地留在中焦发挥作用。

　　张锡纯认为，粳米不如怀山药，怀山药熬出来的汁液也是黏稠的，用怀山药代替粳米，也有保护脾胃的作用，而且效果更强，能补肺、补脾、补肾、扶正气。所以张锡纯用白虎汤时，往往会把粳米换成怀山药。

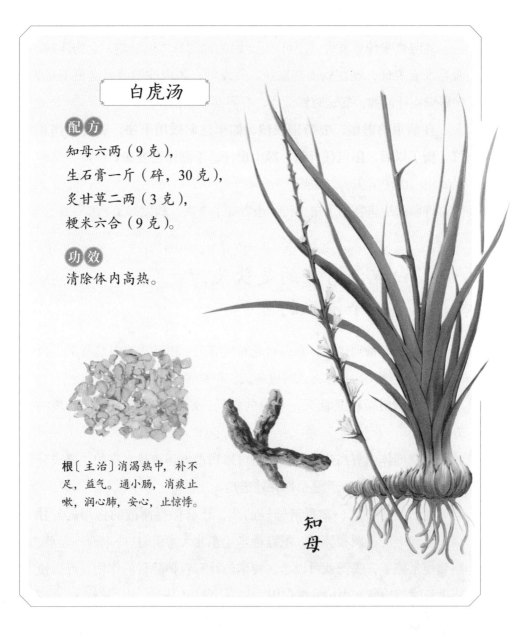

白虎汤

配方

知母六两（9克），

生石膏一斤（碎，30克），

炙甘草二两（3克），

粳米六合（9克）。

功效

清除体内高热。

根〔主治〕消渴热中，补不足，益气。通小肠，消痰止嗽，润心肺，安心，止惊悸。

知母

在临床上，白虎汤一般会用在伤寒化热传入阳明经，气分热盛、身体高热的时候，因为身体动员能量积极抗邪，但是抗得特别厉害，动员太过，就会产生高热，这时候就会伤害自己。

在瘟疫来的时候，患者死亡并不是因为病毒有多厉害，而是身体动员太强了，免疫细胞开始攻击自己的脏器，导致的免疫风暴。

这时候中医非常聪明，他们利用白虎汤清凉的作用让您凉下来，把热往外透，让身体恢复到正常的状态。如果您冷得浑身发抖，面色苍白，手脚冰凉，用白虎汤肯定是不对的。

在一九五几年的时候，河北石家庄暴发脑膜炎，当时请老中医来治，老中医认为这是阳明证，患者身体处于高热状态，于是用白虎汤就把问题解决了。

中国古代擅用白虎汤的人特别多，尤其是善用生石膏的医家特别多，像缪希雍、喻嘉言、吴鞠通、张锡纯，都是用生石膏的高手。其中吴鞠通认为，没有汗的时候，不能用白虎汤。吴鞠通说完以后，后世就把这个当作金科玉律，其实我当时学的时候就觉得有点不切实际，后来看到张锡纯说他太教条了，认为吴鞠通写《温病条辨》的时候还很年轻，对有些东西的理解不深刻，对好多事都很谨慎，后来张锡纯临床经验丰富了，就放开了生石膏的用量。

张锡纯说，伤寒的人里，又渴又出大汗的，十个人里不过一二人而已，如果按这个标准来治疗的话，白虎汤基本上就没啥可用的了。

一个患者，高烧热得不得了，舌苔黄，津液马上要伤了，这时候就该用白虎汤，如果没出汗您就不用，那是不对的。这时候恰恰要发汗，生石膏有透汗的作用，能把汗发出来。

张锡纯说他行医五十多年了，用生石膏往外发汗太正常了。如果用白虎汤不出汗，就配一钱连翘、蝉蜕或者荷叶，汗马上就出来了，病就好了。

我觉得张锡纯的经验是比较老到的，白虎汤一定要在患者大汗的时候才能用的观点，是比较教条的，现在很多医家都有张锡纯的这种想法。

我们现在认为，用白虎汤必须要有四大证：大渴、大热、大汗、脉洪大，这四大证是用白虎汤的主要支撑。

为什么渴？是因为体内热太盛了，把津液耗干了，这时候您就会觉得渴。但是有的人未必渴，张仲景说，渴了以后要加人参，叫白虎加人参汤；不渴的时候，用白虎汤就行。

脉洪大，是说脉跳得有劲。

实际上，这四大证都是后世加的，但是都被张锡纯驳斥了。

我们学白虎汤要掌握核心——阳明气分热盛就行，大家学的时候不要教条。**这里边最核心的其实是生石膏，张仲景用生石膏为我们开创了一个思路，就是当体内热盛的时候，尤其是阳明气分热盛，把热邪往外透发出来，后世温病学家其实很多用的辛凉解表的思路，都是跟这个思路学的，从这个方向发展来的。**

我们学了这些知识以后，一辈子遇到热病的机会特别多，甚至真的会出现这种高热危症，哪怕是孩子的一个普通感冒，有时候也会热到惊厥，抽筋，神志出现问题等。所以，我们一定要懂得怎么解除热邪的状态，让身体恢复正常。

张仲景的这个方子，开创了一个法门，就是当您的身体特别热的时候，可能是身体进入了一种夏天的格局，所以就用秋天的格局来给您换下来，让身体凉下来。这是一个非常高明的做法，其实现在西医也没有这套思路。

生石膏能杀灭病毒吗？不能，但是用了它以后，热退了，身体就恢复了，病毒也没了，被您的身体赶出去了，我们在调整您的身体的四季格局状态，这就是中医高明的地方。

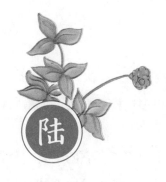

白虎汤加人参汤，二合一
效果惊人

体虚的人用白虎汤，需要加人参

前面讲了白虎汤，其实，白虎汤远没有白虎加人参汤应用得范围广。

有一个叫王武经的人，他得病了，呕吐，医生觉得他是体内有热，就给他往下泻。结果，病了八九天以后，内外都开始热起来了，这时候他就找许叔微来诊断。

许叔微一看，说要用白虎加人参汤。旁边就有人说，"他已经吐了，又泻下了，身体应该已经很虚了，白虎汤加人参汤的底子是白虎汤，这能用吗？"

许叔微就用张仲景的话来给大家解释听，"见太阳篇二十八证，仲景云：'若下后，七八日不解，热结在里，表里俱热者，白虎加人参汤。证相当也。'"现在，他的症状和方子的汤证对上了，那就可以用。

患者又吐又泻之后，导致脉虚大，所以应该就用白虎加人参汤。

于是，许叔微就给他喝了 3 次，患者的病就好了。

许叔微看过很多这样的病例。他给我们指出了一个方向，我们要学白虎加人参汤。

白虎汤的应用很广泛，它的主要成分是生石膏，当我们体内有外邪引起的热证的时候，多数是用这种方式往外清热，把表邪解掉。不发汗的人，也能用它把热消掉。

生石膏是一个特别好的解热的药，它主要的有效成分是含水硫酸钙。但是含水硫酸钙不溶于水，您用水熬，熬不出来多少，如果您用一百克熬，溶出的成分没有很大的差异。

可是我们中医认为，10 克生石膏跟 30 克生石膏、跟 100 克生石膏的药效，可差得太多了。这在现在其实也是一个谜团，生石膏到底是怎么退的热，大家也在研究，这很奇妙。

经过张锡纯的论述、实践，证明了生石膏挺平和的，没有大家想象的那么恐怖，但是我们依然要谨慎。

以我的经验，但凡是身体正气不足的人，如果单用生石膏就会有

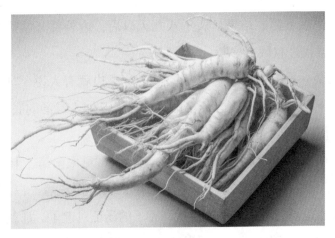

人参

点不良反应，但用上人参以后，就没问题了。

张锡纯的经验更多，他经常用这个方子救人，我的方法也是跟张锡纯学的，而张锡纯是跟张仲景学的。

通常来讲，白虎加人参汤，就是生石膏、知母、炙甘草、粳米，再加上人参煮，等米熟了以后，把渣去掉就可以喝了。

张仲景原文说，服了白虎汤以后，出了特别多汗，结果又心烦又口渴，脉洪大者，就是汗出太多了，正气反而受伤，里边又热，体内津液不足，所以加人参有补气、生津液的作用。

许叔微把《伤寒论》背得特别熟，他说，"仲景称伤寒若吐下后七八日不解，热结在里，表里俱热者，人参白虎汤主之"。

他就跟《伤寒论》的原文对上了，患者怕风，大渴，津液不足，吐下，说明正气肯定受伤了，然后又给他用药泻，结果病邪没解掉，热在里边就越来越厉害了。

这时候患者又怕风，正气又不足，舌上干燥而烦，总想喝水，就是津液受伤了，所以就用白虎加人参汤，给他清热，人参扶正气、生津液。

张仲景其实讲得特别清楚，当人的正气不足，体内又热，气阴两伤的时候，可以用白虎加人参汤来调理。

脉浮，发热没有汗，不能用白虎汤

张仲景又说，"伤寒脉浮无汗，发热不解，不可与白虎汤"。脉浮说明有邪气，发热没有汗，是外邪没解掉，这时候就不能用白虎汤，因为您要先用麻黄汤等其他汤来解表。"渴欲饮水，无表证者，白虎加人参汤主之。""渴欲饮水者，口干舌燥者，白虎加人参汤主之。"有时候特别渴，想喝水，但是没有怕冷的那种外感在体表的状态的时

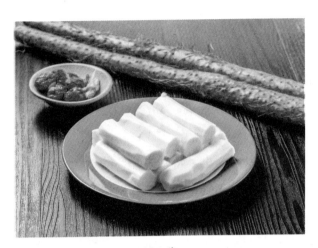

怀山药

候，就用白虎加人参汤。

很多文字讲的大致差不多，渴是一个很重要的指征。热但是没有明显的渴的症状的时候，可以用白虎汤。感觉渴的时候，说明津液已经大伤了，就要加人参。

白虎加人参汤，就是治疗阳明热盛，耗伤气阴或者热病导致气阴两伤的这种情况的。

我们的经验就是，您想用白虎汤的时候，要考虑一下，人的正气是否充足。尤其是老人、孩子等身体虚弱之人，如果您想用白虎汤，我劝告大家，可以加上人参，哪怕是党参都行，能帮助您扶助正气。这样，白虎汤里边生石膏的作用就发挥得更好了。

我们认真思考一下，生活中得了外感病，搞得表里俱热的人，有几个人正气特别足？所以，相对地看，白虎加人参汤的应用，要远远多于白虎汤，因为正气不足的人太多了，或多或少您都可以加点。

我们最好把方子里的粳米换成怀山药，我以前就这么用，因为我认为各有作用，放里边也没坏处。张锡纯说把粳米、怀山药替换掉，滋补的作用更好，但我觉得留在里边也没事，多熬点汤喝，万无一失。

在古代的时候，白虎汤应用得很广，但也有一些限制，比如，立秋天气变凉了，就不用白虎汤了，但如果真遇上这种情况，大家也是可以用的。

身体虚、肚子胀闷、身体沉重、遗尿，用白虎加人参汤

我再跟大家讲一个许叔微用白虎加人参汤看病的故事。

有一位妇女，得了外感病，肚子胀闷，发汗后言语失常，身体沉重，转身都困难，尿自己出来了。我认为是热扰心神，同时又干扰了神经系统的运行。

这时候，患者就请其他医生来看，医生说："不可治也，肾绝矣。"她的尿都出来了，说明肾气已经虚了，治不了了，没活路了。

家里人吓坏了，赶快把许叔微找来了。

许叔微功夫高，但是有点脾气，对那些诊断不清的人说话不客气。

他诊完了就问："何谓肾绝？"

医家曰："仲景谓溲便遗失，狂言反目直视，此谓肾绝也。"

这就是读书只读了一半，看东西没看到重点上。

许叔微就说，这是三阳合病，太阳、少阳、阳明都有病，但以阳明为主，您怎么能说是肾绝呢？

这人肚子胀闷，身体转侧不方便，嘴里没有味道，发汗后就胡说八道，那是正气大亏了，这种情况就要用白虎加人参汤。这位妇女喝了几次以后，病就全好了。

患外感，高热的时候，用点生石膏

中国古人特别聪明，从大地的矿物质里发现了生石膏，知道它有透热的作用，再配点知母、大米、甘草，喝下去就能把热清出来，让身体恢复正常。

　　我讲过，在我们的一生中，会遇到很多有热证的情况，这时候就要用退热的思路。我给人看病，生石膏用了很多，我觉得真的特别稳妥，透热效果非常好。

　　古人特别聪明，发现身体虚，用白虎汤的效果可能没那么好，就配人参，一边扶正气、生津液，一边把热往外透，叫白虎加人参汤。我觉得这个思路基本上是万无一失的，除非您发热不是热邪导致的，是气虚、阴虚、血虚引起的发热。

　　多数外感病，只要是病在气分都可以用，效果非常好，在调理外感病，包括瘟疫的过程中，其实生石膏应用得已经特别广泛了。

　　一般大家患外感，高热的时候，用点生石膏就行，成人用 15 克到 30 克就可以了，有时候高热严重，想赶快退热，可以用五六十克。您再配点人参，效果应该非常好。我往往是没退热的话，就再多加点，直到热退了为止。

　　高热往往会消耗身体的正气，尤其是一些老弱病残的人，所以，这时候用生石膏把热邪透出来是关键。

　　张锡纯积累了大量的用生石膏的经验，我讲过，大家可以去听一听。其实，用生石膏治疗外感病的热证效果是非常好的，这就是中国古人给我们留下的智慧。我们学中医学的就是这种智慧，去改变身体的格局，让身体恢复正常。

口苦、咽干、胃口不大好、眩晕，喝小柴胡汤

舌诊很厉害

丁未年五月，许叔微的同乡邢原晖得了伤寒，忽冷忽热，脾胃、胸口感觉很闷，舌上有白滑苔。

前面很多医案都没有记载患者的舌苔是什么样的，这是第一次出现舌诊的记载。为什么到现在才出现舌诊呢？

其实舌诊的发展要远远晚于脉诊，《黄帝内经》里虽然有很多地方记载了患者的舌头的情况，把舌诊当作一个诊断指标，但是当时没成体系，只是偶然提出来的，不是普遍性的。

在张仲景的《伤寒论》里，舌诊开始应用于临床，虽然出现的也不多，但是很明显，张仲景在看病的时候，他已经把舌头的形态如何作为判断疾病的指征了。

唐代孙思邈的书里也有点舌诊的记载，但是不多。到元代的时候，才出现了一本叫《敖氏伤寒金镜录》的书，它是舌诊的第一部专著。汉族有一位姓敖的医生，把舌诊跟伤寒病结合起来，总结出来伤寒病到什么阶段，舌象会是什么样的。这时候，舌诊才开始慢慢发展起来，大家也才开始总结舌诊的各种表现。

舌诊的出现跟外感、伤寒是紧密相连的，它是为了解释伤寒而出现的。后世不断地发展，到明代，太医院的院长薛立斋说，他特别好奇有人看病特准，私下问了之后才发现，他们看过舌诊的书。薛立斋想借来看，但别人不借，自己在家里偷着用。后来薛立斋到南京赴任，在南京太医院找到了《敖氏伤寒金镜录》，上面讲得很清楚，还有彩图。薛立斋宅心仁厚，境界很高，他就把这本书刊印出来了。

从此，天下的医生都能知道原来看病还可以看舌头。从这时候开始，人们知道了舌诊很厉害。

到了清代，温病学说出现了。它跟伤寒不一样，温病学家发现，受寒了的舌头是白的，而有热的舌头是红的、紫的。于是，他们开始重视舌诊。

在温病学家手里，舌诊出现的次数开始多了起来，诊脉未必能看得出来，但是看舌头就能看得分明。患者是寒还是热，一看舌头一目了然。

这样，清代舌诊一下就蓬勃发展，迅速成熟，出现了很多舌诊专著。然后，医生看病基本上都看舌头了。

在这里，许叔微看病也看了舌头，他说："舌上滑苔有数证，有阴阳脉紧，鼻出涕者；有脏结而不可治者；有温瘴丹田有热者；有阳明胁下坚者。"这就是阳明证。

如果外邪来了，进入了阳明的状态，患者就会上焦气机阻滞，觉得胁下硬，大便不通。此时可以用小柴胡汤调和气机，把气机打开，待上焦通畅，津液能往下来时，大便就通了，身体出了汗，病就能解掉了。

许叔微说"此证属阳明，宜栀子汤吐之于前，小柴胡继于其后，数日汗解而愈"，用栀子汤催吐，接着用小柴胡汤。几天后，患者的病就解掉了。

 ## 舌头的形状是尖尖的，上面有白苔，
干燥或是湿润，舌苔很厚，用小柴胡汤

张仲景的方子写出来了，他有没有用后世也不知道，但许叔微用了。

张仲景说的小柴胡汤的汤证是舌上白苔，许叔微这里说的是舌上滑白苔。

舌诊是一直在发展着的，张仲景说舌上白苔，那就是小柴胡汤证吗？不一定，很多病症都是舌苔白，张仲景只是做了一个描述。

小柴胡汤证的舌象是什么样的？这正是我所研究的，当年我在读书的时候就琢磨，张仲景既然特意讲了舌上白苔，我就不断地研究，慢慢地就找出来了。要用小柴胡汤的人，舌头的形状是尖尖的，上面有白苔，因为他的气机郁结，有的是干燥的，也有的是湿润的，但是往往舌苔很厚。

小柴胡汤证，不是简单的患了伤寒进入的少阳证，很多人在平时，因为气机郁结、肝胆失和等，也会出现这个状态。

应该说，少阳证是肝气不舒体质的人，得了外感以后更容易进入的一种状态。可见，外感和平时内伤互为因果。

这是我们学了《伤寒论》以后慢慢悟出来的道理，以前认为外邪来了就容易进入这种状态，后来我们发现其实这跟情绪相关，有的人

平时压力大、肝气不舒，他得了外感后就更容易进入少阳证。

口苦、咽干、目眩、不欲饮食、往来寒热、胸胁胀满、烦躁、失眠多梦，喝小柴胡汤

在现实生活中，我们也经常见到情绪不好的人更容易得外感，有的人甚至生了一场气，或者有压力、焦虑了，马上就会患外感。

我在临床收集了一些患者舌头的照片，发现有的人的体质是寒的，这种阳气不足的人在温度下降的时候更容易受寒。有的人是津液不足，阴虚的状态，在天热的时候，就更容易感受外邪。

除了这两者之外，我观察到还有相当比例的人，他们的舌头形状是尖尖的，舌苔很白腻。这样的人平时就肝胆失和、肝气不舒，气机是郁结的，所以，身体里的"防御部队"不能及时到达指定位置。

外邪来了，体内有寒的，体内有热的，有郁结的人，都特别容易生病，因为所有的外伤病都是以体内环境的改变为基础的，如果您正气存内、邪不可干，身体里一切都好，外邪怎么能感染您呢？

这样的人生病以后，更多表现为少阳证，就是口苦、咽干、目眩、默默不欲饮食、往来寒热、胸胁胀满、容易烦躁、失眠多梦。

张仲景也关注过舌头，他说舌上白苔，还应该补充舌头的形状是尖尖的，舌边是红的，但是看不清楚，因为舌苔特别厚，往往都遮上了。

如果我们能够通过研究总结、丰富张仲景的这些论述的话，我相信张仲景的方子应该会被大家更广泛地应用。

许叔微治疗邢原晖的这个医案，其实非常简单。患者的舌上有白

苔，胁下胀满，有呕，往来寒热，所以可以断定患者是小柴胡汤证，于是许叔微就用了小柴胡汤。

许叔微在这里把舌诊提出来，就是在提示大家也要重视舌诊。

我给大家阐述了一下，为什么小柴胡汤证可以这么用。

其实，有些中医还不理解，现在说舌头的形状尖，那是舌头用力了吗？不是的，您随意地一伸舌头，形状是尖的，就说明您的精神处于焦虑的状态。

昨天有一位朋友，说他家里的亲属，每天早上起来就呕，到处检查，就怕自己得了食道的疾病。

我让他把舌头的视频发给我看，舌头伸出来、往回缩的时候，是尖尖的。

我就说这个小伙子很焦虑，给他开了一个方子，让他注意减压。结果晚上他的亲属回复我说，他现在压力确实特别大，又害怕自己得绝症。

张仲景说患者舌上白苔，我们就应该把舌诊丰富起来。小柴胡汤证基本上就可以先参考是不是少阳证，再问有没有口苦、咽干、胃口不大好、眩晕等问题。

张仲景说，"但见一证便是"，您但凡碰到了一个症状就可以确定下来。

这个医案向大家介绍了舌诊的发展历史，希望大家能一起丰富舌诊的内容，为中医添砖加瓦。

小柴胡汤不仅治感冒，情绪失常也能用

心烦、恶心、呕酸水、两肋痛、胃口不好、胸闷、失眠、多梦，喝小柴胡汤

董齐贤，得了伤寒病几天了，身体的腋下到小腹这两侧，连着肚脐，都疼得不得了。

于是他就请医生来了，医生就说，是因为正气不足、水湿泛滥等导致的阴寒内盛，气往上冲，从肚子顶到咽喉，像一只小猪在奔腾一样。这时候许叔微正好来了，他分析，这不是奔豚证，而是少阳证。

少阳胆经起于外眼角，从这开始绕到耳朵后，绕着头的侧面走，进入风池穴，向下，走到身体的侧面，最后到腿的侧面。现在我们就常常敲身体两侧的胆经来保养身体。

有的中医认为，经络的分经和《伤寒论》的经不是一回事，是分开的。但许叔微就把经络和《伤寒论》的经连在一起，他在考虑病情的时候，还考虑了少阳经的走向。

中医是一个整体，各个系统之间有密切的联系，这就拓宽了我们看病的思路。

他说"邪在此经"的时候就会有少阳证，会心烦、容易恶心、呕酸水，有时候往外嗳气等。

仲景云："太阳病不解，传入少阳，胁下满干呕者，小柴胡汤主之。"

这里就引出了一个重要的方子——小柴胡汤。

许叔微让患者喝了3次，出汗了，病就解掉了。

小柴胡汤是少阳证的主方

这个医案很简单，是最早应用《伤寒论》的方子来治病的医案。

列小柴胡汤的治病经验，这个医案肯定要列在第一个。许叔微做的是开创性的工作，您以后谈小柴胡汤的应用，就绕不开他。

现在治感冒，经常会用到小柴胡颗粒。

小柴胡汤的方子其实很简单，主要就是柴胡、黄芩、人参、半夏，加点甘草、生姜、大枣配合，治少阳证。

我讲过，当寒邪来到体表，正气最开始在太阳经与其抵抗，如果抵抗不住，邪气往里走，身体调动起来更大能量，战斗会更加激烈，身体会出现高热等反应，这叫阳明证。这时候如果邪气继续往里走，身体的能量就可能不足了，一会儿打一会儿停，会出现忽冷忽热的表现，这叫往来寒热，就是少阳证。

这时候枢机就要转了，如果正气再抵抗不住，身体就会开始衰弱。张仲景说，这是正气不足，血已经弱了，体表孔窍开了，邪气往

小柴胡汤

配方

柴胡半斤（12克），
黄芩三两（9克），
人参三两（6克），
半夏半升（洗，9克），
甘草三两（炙，9克），
生姜三两（切，9克），
大枣12枚（擘，4枚）。

功效

清热解毒、调和气机、
疏肝理气。

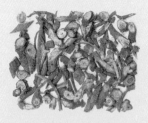

根〔主治〕腹部胃肠
结气，饮食积聚，寒
热邪气，推陈致新。

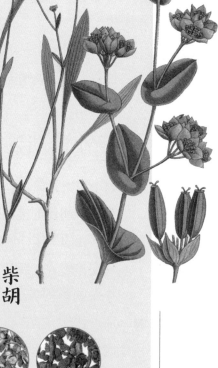

柴胡

柴胡　　　黄芩

人参　　半夏　　甘草　　生姜　　大枣

里走，在身体的两侧跟正气斗争，时而停，时而继续打，影响了食欲，然后"脏腑相连，其痛必下，邪高痛下，故使呕也"，要用小柴胡汤来调理。

小柴胡汤是少阳证的主方。

少阳证最主要的指征就是口苦。我遇到的嘴苦的人，肝气不舒、肝胆失和，少阳证非常多，占百分之九十以上。所以，嘴苦是少阳证的一个标准的症状。

第二个是咽干，嘴里总是很干。然后目眩，就是眩晕。有的人甚至晕倒在地上了。

第三个是不欲饮食，胃口不好，说明消化系统有问题。实际上很多胃病，都跟情绪不好有关。

还有往来寒热，身体忽冷忽热，甚至像是发烧了。

脾气大，心烦爱发火。我经常讲，脾气大的人，有时候自己都不知道，您必须问家人，他爱不爱发火，脾气大不大，旁边的人最清楚。

容易呕吐，反酸水。尤其早晨最明显，早晨对应的是肝，肝胆与其他脏腑互为表里，所以它们会互相影响。

失眠多梦。这个症状张仲景没讲，我现在看少阳证的人失眠多梦的情况特别多，甚至算是主要症状。多梦的人，基本上都肝胆失和，这是少阳经有问题。

还有两胁胀痛。身体的两侧疼，这也是少阳证的表现。

出现上述表现的时候就用小柴胡汤来调理。

感冒过后正气不足，但凡有一个小柴胡汤证的症状，都可以用小柴胡汤

小柴胡汤的组成，我们一定要熟悉，去药店买小柴胡颗粒的时候您得懂。

小柴胡汤里柴胡的量最大，它是主药。柴胡是温热之药，是往外散的，它能够疏肝胆经的邪气。黄芩是凉的、清热的药，它能清肝胆之热，少阳经、三焦经之热。柴胡配黄芩，这两个一热一凉，可以解表清热。

半夏和胃、降逆、化痰，让气往下走，而柴胡的药性是往上发散的，一升一降就把您的气机打开，寒热并调。

生姜是辅助半夏的，有降逆止呕的作用。接着配人参、大枣，张仲景说的是血弱气尽，人参是补气的，大枣有养血的作用。

甘草也是补气、和中的。生姜、大枣有调和脾胃的作用，配合甘草和中。脾胃之气足了，胆气才能往下降，肝气才能往上升，有升有降，把胸中的郁结打开，把痰湿化开。气机升降恢复正常了，才能把邪气赶出去。

小柴胡汤这个方子虽然简单，但是有升有降，有寒有热，能把中焦打开，还有补脾胃的作用，让脾胃的升降功能恢复，中焦不郁结了，邪气慢慢就散掉了。

当我们遇到外感，邪气往身体里走，出现呕吐、眩晕、口苦

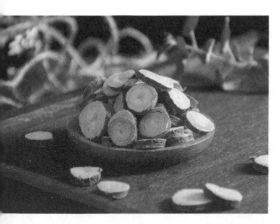

甘草

等感觉时，您就可以按照张仲景所说的"但见一证便是"来用小柴胡汤。

小柴胡汤是一个广谱用药，它不仅和解少阳的效果特别好，对太阳经、阳明经出现相关的症状，也基本上都能解决。

有的老中医有经验，治疗外感以后，最后咳嗽怎么治都治不好，就用小柴胡汤。

这种外感过后正气不足所致的咳嗽，就是张仲景所讲的血弱气尽的状态，这时候您就可以用小柴胡汤，小柴胡颗粒也可以，都能把邪气解掉。

情绪不好，吃加味逍遥丸或用小柴胡汤加味

小柴胡汤是张仲景治疗外感的经典方子，但是现在治疗内伤病的过程中用得也很多。

肝胆两脏互为表里，是连在一起的，现在很多人是肝气不舒导致的肝胆失和，就是肝气不升了，胆气不降了，最后郁结于中。

这类人找我看病，我一看他的舌头形状尖尖的，就会问他嘴苦不苦。只要说嘴苦，我就继续问是不是失眠多梦，有没有感觉胸总是闷胀，是不是有时候往上反酸水，有没有总是感觉头晕。这些症候，一般或多或少都有点。

对身体感觉特别不灵敏的人会说没有，他也经常晕，但是感觉不到。

我经常碰到这样的事，我问，您呕不呕？其实他没事就呕，但是他没在意，所以他说没有。结果后来慢慢想起来，还真有呕的情况。

这就是情绪引起的肝气不舒，肝胆失和，也是少阳经的问题。我经常说小柴胡是治疗肝气不舒的，直接讲结果，但实际它是和解少阳的。

记得有一次我在拍电视节目，我说小柴胡汤治肝经的问题，现场观众就有人提出来说，"您说得不准确，应该是治胆经的"。

我说，"对，您提的意见特别好"。我经常这么讲，习惯了，其实应该用更准确的说法，小柴胡汤是和解少阳的。

我们现在已经把小柴胡汤用得非常广了，原来用它治外感病，实际上治外感病的方子很多，不一定都用小柴胡汤，只是有少阳证的时候，用小柴胡汤立竿见影。

我现在都是用小柴胡汤来调情绪的。情绪不好，导致身体出现各种问题，就在小柴胡汤里加东西，比如柴胡加龙骨牡蛎汤，就是在小柴胡汤里加龙骨、牡蛎、桂枝、茯苓，有时候也加点大黄，但基础是小柴胡汤。

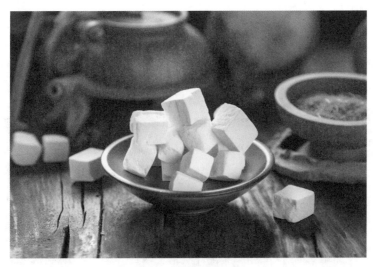

茯苓

我们将《伤寒论》的方子扩大了使用的范围，张仲景讲的人体的反应，在外邪来的时候有，情绪不好也有，所以我们现在更多用于调理情绪不好。

但有时候，您情绪不好，除了服用小柴胡颗粒，也可以吃加味逍遥丸，帮您疏解开中焦的郁结。

这就是古代经方的魅力，一般几服药就能解决问题，见效非常快。

我曾经见过情绪引起的皮肤问题，用了几服小柴胡汤就开始退了。所以，小柴胡汤确实是一个疏肝利胆，能够把郁结散开的方子。

但大家要知道，不能说这东西好，我就吃一两年，所有药都是中病即止，不能多吃。

日本曾经有一个大医药公司，认为小柴胡汤太好了，所有的老百姓都应该吃，无论什么病都能治。结果大家吃了两年，就有人出问题了，比如肺炎等。他们就把这家公司告得很惨，赔了很多钱。

是药三分毒，药能调整身体，但要有一个量，您不能一吃吃好久。所以，这也是一个警示，告诉大家中病即止。我们一般吃一两周或者三四周，这是没问题的。

张仲景的方子不会让您的病拖很久的，他的经方不过三，只要对症了，基本上 3 服药就能解决问题了。

我遇到过很多中医，但凡碰到患者情绪不好导致的疾病，就用这个方子调理，效果非常好。甚至有传说，有的老中医就用一个小柴胡汤打天下，所有的患者，都用小柴胡汤加减。

我以前认为不可能，后来发现，来的绝大多数患者生病都跟不良情绪有关，用了之后结果还真行。

大柴胡汤和小柴胡汤的区别
在哪里？

☁ 当寒邪侵犯身体时，我们身体的抵抗有 6 个层次

下面这个医案是介绍大柴胡汤证的。

一位姓蒋的道士生病了，开始的时候，他有点心烦，感觉恶心、往上呕，胃气往上走。

《伤寒论》就把这些症状串起来了，建立了汤证。

"心烦喜呕，往来寒热"，我们比较熟悉的是少阳证，治疗以小柴胡汤为主。

少阳证是什么意思？

当外邪侵犯身体时，张仲景认为我们身体的抵抗有 6 个层次。

1. 太阳证：

代表外邪刚刚来到身体，身体的表层开始抵抗外邪，是身体跟外邪交战的最初阶段。

2. 阳明证：

这时候外邪在往身体里进了，身体开始动员全部力量抗击，所以有时候抗击会过分，出现高热等。

3. 少阳证：

如果还没抵抗住，外邪继续往里走，身体的抵抗就有点力不从心了，一会儿有能量，一会儿没有。就像打仗似的，一开始全力攻打，打着打着弹药不足了，那就组织一个会战。没有会战的时候，身体的功能就低下一些；有会战的时候，身体又动员全部力量激荡起来了。

这时候就会出现往来寒热。身体一会儿热，一会儿凉，寒热交替往来，这是身体能量开始不足的表现。

4. 太阴证：

如果在这个层面，外邪还没被解决，身体进入功能低下的状态，就会出现一些身体内脏功能不足的症候，比如说太阴证。这一层面，病位大部分在脾胃，这就说明脾胃的正常输布营养的功能有点不足了，开始处于低下的状态。

5. 少阴证：

少阴证就是外邪侵犯到更里边一层了，肾气开始不足，这时候身体抵抗外邪的力量就更不足了，有一些肾精亏虚的表现。

6. 厥阴证：

再下一层是厥阴证。实际上，这时候已经到生死的边缘了。如果往好的方向转化，人就会开始恢复；如果往坏的方向转化，患者可能就会出问题了。

张仲景把人体的6个防卫的层次状态写得特别清楚，我觉得这是非常高明的。

少阳证的主要表现

当身体抵抗外邪的能量一会儿足一会儿不足的时候，就叫少阳证。它的主要表现就是，口苦、口干，觉得胃口不好，不想吃东西，心里烦闷，爱发火，容易恶心，往上反酸水，忽冷忽热，胸胁胀痛、闷，这样的人容易失眠多梦。

在外感病里，我们发现如果一个人的情绪不好，也容易有少阳证的这些表现。

现在我们也用调理少阳证的方子来调理肝气不舒。因为我们知道，足少阳胆经和肝、胆相关，往往某一经出现病症，它的相关脏腑方面也会出现问题，这就是中医奇妙的地方。中医的体系往往是互相影响的，交织在一起，最终形成了我们现在用的这个庞大的体系。

这个体系里很多互相关联的地方，并不矛盾。我们现在看，很多人情绪不好，肝气不舒，就是少阳证的表现，所以，我们也可以用张仲景治疗少阳证的方子——小柴胡汤或小柴胡汤加减，如用柴胡加龙骨牡蛎汤来调理人的肝气不疏导致的少阳证。这就是后世对张仲景的这些理论的发展。

张仲景那时候主要是用小柴胡汤来治疗外感病，他把思路讲出来了，我们后世要一点点地学习、了解。

像这位蒋姓患者生病了以后，心烦喜呕，往来寒热，这都是少阳证，而少阳证里边最具代表性的经典方就是小柴胡汤，所以其他医生就用小柴胡汤给他治了。

结果，用了之后，病没好。这就奇怪了，患者的症状都对上了，怎么用小柴胡汤就不灵呢？这时候患者就请许叔微也来看。

许叔微一诊脉，说："脉洪大而实"，少阳证的脉应该是弦的，是肝胆失和的状态。而这位患者的脉非常有劲，就说明有热结在身体里。您用小柴胡汤怎么能除掉呢？力量不够。

他为什么这么说？

仲景云："伤寒十余日，热结在里，复往来寒热者，与大柴胡。二服而病除。"伤寒了十多天，患者体内就有热结了，热邪很盛，这时候还有往来寒热的症状。

于是，许叔微就给患者开了大柴胡汤，患者喝了两次，病就好了。

这就奇怪了，患者喝了小柴胡汤没效果，怎么用大柴胡汤两服药就好了？大柴胡汤跟小柴胡汤到底有什么区别？

大柴胡汤跟小柴胡汤到底有什么区别？

大柴胡汤是张仲景考虑到人患病时，并不是按照公式来得病的，不是说太阳病就是绝对的太阳病，有时候正好介于阳明和少阳之间，身体奋起抵抗的力量还挺强，处于用所有的力量去打仗的高热的状态，但是身体又开始有点不足了，有点少阳的病症。这叫少阳阳明合病，就是两个病症都占了。

这时候，您单用小柴胡汤可能就不灵了，要把治疗阳明病的药也用上，将两个思路放在一起，这样才能把病治好。于是大柴胡汤就应运而生了。所以，在处理阳明和少阳合病的时候，大柴胡汤的方子里有小柴胡汤的影子。

小柴胡汤中有柴胡、黄芩、半夏、人参，人参配合扶正气，然后加点炙甘草、生姜、大枣，非常简单。

大柴胡汤的构成就是把小柴胡汤里的人参和甘草去掉，说明这时

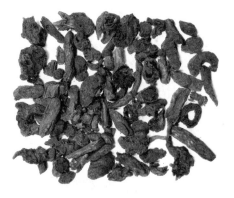

黄芩

候扶正不是主要的，因为有阳明证时，身体的正气还在，所以就把人参去掉了。甘草是调和诸药的，是和中的，也把它去掉。

加上大黄，涤荡热邪，然后配合枳实，枳实配大黄，是往下泻的，把热结泻出来。再配点芍药，柔肝、缓急止痛。因为这种人，热结在里，肚子会疼。诸药配合就增加了往外涤荡热邪的作用。

小柴胡汤里的柴胡、黄芩、半夏都在，调和脾胃的生姜、大枣也在，又加上了往外泻热的大黄、枳实这样的药。所以，一边是和解少阳，一边是泻阳明之热，就把阳明少阳合病的症候解决了。

阳明少阳合病到底都有什么样的症状？主要症状是这样的，少阳证的往来寒热、胸胁苦满、呕逆、心里烦这些感觉都有；阳明证的身体里有热结，按压心下或者胃，疼痛、胀满、大便干燥，哗哗地出汗，肚子里边疼，舌苔黄，脉跳得特别有劲等这些症状也都有。只要碰上上述这些症状，我们就可以判断他是阳明少阳合病。然后给他用大柴胡汤，一边和解少阳，一边把热邪泻下来，病就好了。

许叔微给这位道士用了大柴胡汤以后，他喝了两服，症状就解除了，病就好了。

❧ 没有大黄就不是大柴胡汤了

这个医案写完以后，许叔微在后边就写了一段论述，"论曰：大黄为将军，故荡涤实热，在伤寒为要药，今大柴胡汤不用，诚误也。"

大黄在中药里边被称为将军之药，能泻热，尤其是实热。当您实热内结的时候，大黄会泻，它属于寒下法，因为大黄是寒凉之药，也是治疗伤寒病的非常重要的药。

我们看到的主要版本的《伤寒论》里边的大柴胡汤是没有用大黄的，如果没有大黄，好像就不是大柴胡汤了。这就说明当年《伤寒论》的编辑者在整理的时候，整理了不同的版本，有的书上大柴胡汤里有大黄，有的书没有，所以他存疑。

许叔微是著名的《伤寒论》的研究学者，是经方派的开创人之一，他断定大柴胡汤是有大黄的，所以我们现在公认，大柴胡汤里是有大黄的。

"王叔和曰：'若不加大黄，恐不名大柴胡。'"如果不加大黄，这汤就不叫大柴胡汤了。

大黄有各种各样的制品，如果我们要泻下，涤荡肠道的热邪，就用生大黄，效果更好，而且不要久煎，最好是在药快熬好的时候，把大黄下里边。如果大黄煎的时间长了，它泻下的功能就弱了。

大黄用好了能救命，用不好就会伤人

许叔微说，古代的一个非常有名的医生姚僧垣，特别擅长医药。他生活在南北朝时期，这时候朝代更替特别快，他开始在梁武帝那里当官，梁武帝还曾经把他招到宫里跟他聊天、谈论医药，很欣赏他。但是，皇帝也有自己的心思，他很自负。

梁武帝伤寒后高热，他知道大黄是泻热的，他想痛快一下，所以想喝大黄。

　　但不是所有的发热病都该用大黄，姚僧垣就劝他说："大黄是快药，泻的力量比较猛，您这么大年纪了，身体弱，用这个药不合适。"

　　皇上不听，他有自己的想法，结果喝了大黄，身体越来越糟糕了。后来梁武帝死了以后，姚僧垣还在当官，这时候梁元帝得病了，太医们都说要用些平和的药，只有姚僧垣主张一定要用大黄，不用大黄病不会好。因为梁元帝是体内有宿食，吃东西积在里边了，有热邪，所以要用大黄。梁元帝就听了他的话，结果泻下宿食，病就好了。

　　您看着大黄是泻药，像毒药一样，但是用好了能救命，用不好就会伤人，因为它的力量比较大。

　　许叔微用这段话来说明大柴胡汤里是有大黄的，因为您要泻下热邪，一定要用大黄，泻掉以后身体就恢复正常了。

　　伤寒的时候会有阳明、少阳合病的情况，这时要一边和解少阳，一边泻阳明之热，大柴胡汤两者兼具，所以能治病。

　　我们学了有什么用呢？

　　大柴胡汤现在广泛应用于什么情况？**但凡属于胆胃有实热的，气机不利，身体两侧有急痛，有比较明显的炎症的时候，就用大柴胡汤和解少阳，把热邪泻掉，这是非常有效的。**比如，急性胰腺炎、急性胆囊炎等热邪导致的急痛。出现了少阳和阳明合病的症候的时候，我们都可以用大柴胡汤来治疗。

　　这就是张仲景的方子神奇的地方，他创立这个方子是用来治疗外感病引起的身体的各种病症，但我们领会以后，就会发现，后世用来治疗其他方面的疾病都有效果。这是把人体的运转机制给大家讲出来了，我们学大柴胡汤就学他的思路。

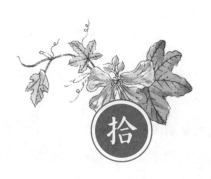

大柴胡汤，用法很广

伤寒发热、眼睛疼、失眠、鼻干、大便不通、出大汗，喝大柴胡汤

一个特别有钱的人家的子弟叫豪子，得了伤寒，身上发热，出大汗，眼睛疼，失眠，鼻干，大便不通。

因为他比较有钱，就请了很多医生来治病，医生来了一摸他的脉，特别大。

许叔微来了一看，赶快让他喝大柴胡汤，因为他大便不通，有急热要赶快泻下来。

各位医生就吓坏了，说他已经没有津液了，汗又出得多，应该用蜜做成条，塞到肠道里，润肠，让他往下泻，不应该用大柴胡汤。

许叔微就力争，一定要用大柴胡汤。患者家属一想，许叔微还是很厉害的，于是就给患者喝了两次大柴胡汤，病就好了。

这是许叔微用大柴胡汤的医案。《伤寒九十论》一共 90 个医案，里边有两个医案用了大柴胡汤，说明许叔微对这个方子特别有心得，非常重视。

许叔微怎么敢用大柴胡汤呢？

患者其实得了阳明病很多天了，身体开始发热，脉很大，说明他的身体处于激烈反抗的阶段，但是向正气不足的方向转化了，所以他是阳明少阳合病，但是以阳明证为主。

一般医生看他开始出大汗，其实是热盛了，怕津液损伤，所以不敢给他用下法。但许叔微后边就写了一段话，辩论这件事。他说，这时候患者虽然出汗了，但是津液并没有大伤，所以要赶快给他泻下，把热给泻下来，就不会哗哗地出汗，继续损失津液了。

许叔微这时候就抓紧时机用下法。但是，泻下的药有很多，许叔微选了大柴胡汤，因为患者失眠，眼睛痛，眼睛跟肝经有关，同时还身热、鼻干、大便不通，尺脉、寸脉都大，这是有少阳证。

大柴胡汤用了很见效，两服就好了。

张仲景的方子是治疗外感病的，许叔微特别擅长领会心法，这也是他成为经方大师，经方派创始人之一的原因。

胃溃疡，必须用大柴胡汤

我们现代医家是怎么把《伤寒论》的方子广泛地应用到生活中的呢？

要点就是抓住方子的主证，有什么症状可以用方子。像用大柴胡汤，我们一定要掌握，它有阳明证的表现，也有少阳证的表现。

如果患者出现口苦、咽干、目眩、不欲饮食、往来寒热、心烦、容易恶心、呕逆、失眠多梦、胸胁胀闷这些少阳证，同时有内热，比如胃脘疼痛，心下满痛，按腹部也痛，大便不通，出汗，苔黄这些阳明证的表现，我们就要高度怀疑是不是大柴胡汤证。

下面是刘渡舟老先生的一个医案。

一位姓贾的男士，60岁，患胃溃疡多年不愈，胃总疼，最近因为气恼，胃疼又复发了。所以，这个病跟肝气不舒有关。

患者胃疼得严重，我们就要考虑他是不是身体里有热。他"呕吐酸苦"，呕吐跟少阳证一样，往上呕气，酸跟肝经相关。酸苦呕出来了，还夹有咖啡色物，这是胃中出的血。刚开始出的是鲜血，时间长一点就是咖啡色。他不能吃东西，跟胃痛有关，也跟胃气上逆有关。

患者5天没有泻大便了，说明他的身体里其实是有热的，就导致他胃脘剧痛，然后出血。

像这种患者，他的胃应该是一按就很痛。"西医诊为胃溃疡，有穿孔可能"，劝他动手术治疗。患者的儿子不肯，就来找刘渡舟老先生。

刘渡舟老先生一诊他的脉，弦滑有力，跟肝气不足、情绪不好有关。

脉跳得有力是因为身体里有热，脉滑是因为他的肠道里有瘀积。这时候舌苔黄腻，就说明是真的有热了，就积在里边了。

刘老先生辨证后发现，他是少阳和阳明合病，肝火郁于胃，灼伤阴的经络，所以吐的血是咖啡色。因为身体里有热结，所以大便不通。

这时候怎么办呢？刘渡舟老先生就用大柴胡汤。

这个患者的病不是外感导致的，但是它也涉及少阳和阳明的症候。

第一，患者有肝气不舒的指征。第二，患者身体里有郁热，热结于中，大便不通，所以，少阳和阳明的症候都具备时，就可以选用大柴胡汤，这就叫方证对应，就是方子组成是因为一些病机配的药。把这些症状列出来，就叫汤证。

不管是外感病，还是内伤病、胃病、心脑血管病，还是其他疾病，只要这些症状在，就调理这些症状，调理完，病就好，这就是经方应用的原则。

我就拿大柴胡汤举例子，您看后边的医案，只要有少阳证，又加上内有瘀热，就可以用方子把身体的郁结解开，这是经方的奥秘。

刘渡舟老先生就给他开了大柴胡汤，柴胡、黄芪各用 12 克，半夏 9 克、大黄 6 克、白芍 9 克、枳实 6 克、生姜 12 克、大枣 4 个，大枣一定要掰开。患者服了一服药以后，大便就通了。

现在排出的黑色物有很多黏液，黑色物就是胃出血，流到肠道里去了，开始是鲜红的，时间长了就变黑色了。

身体里的瘀积泻出来以后，患者的胃疼就减轻了，呕吐也停了，但是因为他很多天没吃东西，身体疲倦。所以，刘渡舟老先生就又给他开了点养胃的药，他的病就好了。

治疗胃溃疡，也可以用大柴胡汤。

✿ 慢性胆囊炎，用大柴胡汤

岳美中先生也是中医的大师，下面是他治疗慢性胆囊炎的医案。

患者李女士，患胆囊炎，胆囊的位置感觉很疼，按压时也疼。这就说明她的胆囊确实有问题。

她的身体经常发热，并出现恶心、食欲不振的症状。恶心是胃气往上逆，很多病症都有这些问题，尤其是少阳胆经的问题。

少阳证实际上跟我们的脏腑、经络也是相关的，我们碰到少阳证时，往往有恶心、呕的情况。所以，但凡患者有恶心、呕的感觉，我们首先要考虑是不是有少阳证，因为基本上其他病症出现呕的情况不多。

患者还感觉她的肚子胀满，这跟她身有微热是相关的。然后肠里总是嗳气往上反，里边有热，这就是中医的辨证的要点。

您看一个医案，把他的症状都写出来，然后就能分析老先生为什么这么开方子，能找出里边的症状归哪一经，哪一个汤证。

我们分析，患者恶心、食欲不振，这跟少阳相关；腹部膨满有微热、身体热，鼓肠嗳气，这可能跟阳明相关；身体里边有内热，所以脉大，跳得很有劲，是身体里有湿热的表现。

这就是一个内科疾病，胆囊有问题。岳美中先生就用大柴胡汤，柴胡12克，白芍9克，枳实6克，大黄6克，黄芩9克，半夏25克，生姜15克，大枣4枚，然后加了金钱草24克，这是清理湿热、疏肝利胆的，加清湿热的滑石12克，鸡内金12克。

患者连服7剂，胃口就越来越好了，鼓胀嗳气均大减。然后又吃了原方4剂，她两胁的疼痛就减轻了，少阳证也轻了，但是身体里还有点微热，于是改用小柴胡汤加鳖甲、青蒿、秦艽、郁金治之。

小柴胡汤有往外透发的作用，鳖甲、青蒿等也都是往外透的。所以，治好这个患者就没问题了。

 ## 情绪不好导致的吐血病，用大柴胡汤

再讲一个经方大师赵守真先生的医案。

患者叫黄相群，性格特别急躁。

其实过去的医生看病，基本上都要了解患者的性格，赵守真先生，他就把患者的性格写出来了。

患者到了知天命之年，还是有豪侠之气，得过吐血的病。

我们要知道，身体里有内热时，就容易血迫妄行，吐血。患者的吐血病30年没发作了，但在1946年，因为境遇不佳，所以他情绪不好，脸上经常看不到喜悦之色。

一天早上，他突然吐了好多血，有很多紫黑色的瘀块，"半日后尚不时零星而出"。于是他就把煅发炭（煅的头发，有止血的作用）用童便冲服（童便也有止血的作用），出血就止住了。但血止住之后，他还是感觉胸膈里胀满，有腥气，午后发潮热，半个月都没治好，病情开始恶化了。

他就请他的家族里边的一个兄长去诊断，但很多天都没有效果，还病得越来越厉害了，于是他就请赵守真先生来治。

赵守真说，他的脉像琴弦一样，跳得快，说明跟少阳相关，跟肝气不舒相关。"舌苔黄厚"，说明他的身体里有热，胸胁痞满，这就是少阳证。

他还时不时往上呕，口苦，不想吃东西，这也是少阳证。"大便数日一行"，这里露出了一个端倪——他体内有热，这跟他经常午后发潮热、性格都有相关性。因为有热消耗了津液，体液越来越少，所以大便就不通畅了。

赵守真先生判断，他肝气不疏、肝胆失和，有少阳证，体内有热、大便不行，所以有阳明证。于是，赵守真先生"处以大柴胡汤开郁清热，加花蕊石（煅研冲服）清瘀"，患者开始服了2剂，没有感觉，喝第3剂时，就便血数次，间有瘀块。血一下来，身体的热才退掉。

然后患者的胸膈，慢慢地不胀满了，开始舒畅了，口中腥气减少了。赵守真先生说这是解郁和肝了，继而给患者清理余热，改投丹栀逍遥散加茜草、丹参，患者又喝了 5 剂，基本上病就好了。然后用了点养血开胃的药，患者就康复了。

　　我当年学中医就是这么学的。我读博士第一年时，用了一年的时间，把《伤寒论》里的这些方子，古代大家的医案都拿来分析，他为什么会这样？书都被我翻散了，一页一页地都飞开了。

　　我觉得这一年，对我的中医理论的提升特别重要。在这之后，我再看中医就能看得更清晰一些了。

　　诊断跟经方治疗的方向，调理的方法，要能对上。您理解以后就能知道，经方不只是治疗外感病的，对于内科病，它也有指导作用。**张仲景的每个方子里都有思路，他的治疗方向特别清晰，这就是张仲景特别伟大的地方。**

　　您把思路掌握以后，不一定就完全用大柴胡汤，您可以在里边加其他的药，比如上面的医案加金钱草等等，用它的思路就行，治疗效果是一样的。这就是经方的奥秘，经方的珍贵之处。

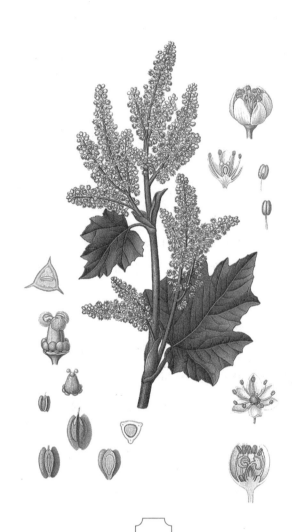

大黄

第六章

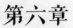

外邪入侵，
补足正气为首要

中医认为，慢性腹泻跟正气不足，外邪
入侵有关。很多人肾气不足，脾气虚弱，慢
慢就会导致身体内寒热错杂，跟厥阴证一样。

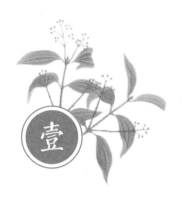

身体处于危重阶段，
用乌梅丸

 什么是厥阴证？

许叔微家乡的邻居家表哥得了外感病，特别渴，喝水都止不住，胸中感觉很热，很疼，气往上冲，冲到心下。

他得病已经八九天了，因为他觉得热，有的医生就当中暑给他治疗，有的医生就当作气往上冲来治，大家有各种见解。

这时候许叔微来了，他说这个病好像是厥阴证。

他问患者："曾吐虫否？"

过去很多人的肚子里都有寄生虫，但是现在我们很少有了。在我小时候，其实这种肠道寄生虫是很常见的，小孩都吃那种很甜的塔糖打虫子，很多小朋友吃完了确实就打下了很长条的白蛔虫。

因为那时候的卫生条件没有现在这么好，大家吃的东西还有生的，现在我们卫生条件好了，把食物煮熟了吃，这种事就逐渐少见了。

许叔微问他有没有吐出蛔虫的经历，家里人说，他昨天曾经吐出过蛔虫。许叔微就说，如果是这样的话，就是厥阴证。

什么是厥阴证？

张仲景把外邪侵袭到人体，人体的抗邪反应分成 6 个阶段，最后一个阶段就是厥阴，这时候要看患者的脉象如何，正气情况如何，有可能他的身体情况会危重、危亡，也有可能他的身体绝处逢生开始恢复。

厥阴是一个转折点，或者亡，或者生。

厥阴证的类型

这一层的病症有什么特点呢？

这时候患者会有寒热错杂的情况，有时候热多寒少，有时候寒多热少，具体的症状大概可以归纳为这几个类型。

1. 上热下寒型。

上边热，下边寒，身体上下割据，气血不能通调，开始慢慢地进入停滞的状态了。

上边热就会特别渴，想喝水。这就是许叔微的患者的第一个症状，肝经有邪气，就会往上冲，导致心中热盛。

下边寒的表现，就是虽然饥饿但不想吃东西。消化道的下半部分被寒凝住，不能运化了，所以会饥不欲食，然后食则吐蛔虫。

如果下边是温暖的话，蛔虫在肠道里就会生活得很好，它就不会动了。如果下边是凉的，它就要找温暖的地方，因为上边热，所以它往上走。

除了呕吐之外，还有腹泻，这是上热下寒的表现。

2. 厥热胜复型。

什么叫厥热胜复？就是四肢冰冷，过一段时间又浑身发热，热完了又变成四肢冰冷，交替出现，这也是厥阴证的一种表现。

完全的厥逆证，就是四肢冰冷。

一般较轻的情况是手脚冰凉，不过手腕、脚踝，如果真的病重了，甚至会过胳膊肘和膝盖。这种四肢厥逆证往往也是重症。

有时也会有腹泻、往外吐的表现，这跟上热下寒差不多。

张仲景把有蛔虫，是不是会吐，作为判断是否是厥阴证的指征之一。

现在我们要想判断患者是否有厥阴证，就不能用这个标准了，但是大家要知道原理是上热下寒，消化系统出现紊乱。

许叔微判断出来以后，他说患者的脉跳得比较沉，很缓慢，这是好事。到厥阴时，三阴三阳都传遍了，肝邪如果盛的话，脾土被克，厥阴已经很危重了。这时候您的正气来源又出问题了，人可能就会危亡。现在患者的脉很和缓，说明他的身体不是危急的，如果危急的话，脉就会跳得特别急促。

他的脉很和缓，说明正气还算从容。

许叔微就说脉迟缓的人身体比较好，面色好、声音洪亮、骨髓充满、精血充足、肌肉也丰盛，营卫俱行，说明正气充足。正气充足的情况下，心脏泵一次血液就可以到全身了，所以脉跳得从容。老中医号脉，经常说和缓脉的人长寿，这就是气血充足、正气充满的表现。

脉跳得很急促、很快的人，身体不好。我见过很多人脉跳得急促，尤其是那些操心的经理、老板们，他们的脉跳得很快，说明他们的心脏特别累，泵一下不够，要加班加点地把血液泵到全身，这就说明他处于一种极度疲劳的状态，心气也不足。这样的人您想让他长寿也不一定。

有人说我们的一生，脉跳的次数是差不多的，跳得慢，就多活几年，跳得快，生命就早几年结束，这个说法也有点道理。根据中医的论述，脉和缓，是好事。

许叔微就给他解释，说厥阴证虽然很严重，但是脉还挺和缓的，所以就没问题。

张仲景又说，如果患者特别想喝水，您就给他少喝点，慢慢地身体就能恢复了。但是现在患者饮水过多，要给他祛水湿，就用苓桂术甘汤来把水泻一下。

然后许叔微又让患者吃了乌梅丸，几天后，病就好了。

乌梅丸是张仲景用来治疗厥阴证的，尤其是厥阴证里有蛔虫的这种情况，就用乌梅丸。

但是大家可能觉得，这年头谁还有蛔虫啊？乌梅丸好像跟我们没有什么大的关系了。这就错了，吐蛔证就是在告诉大家上热下寒、寒热错杂，引起了消化系统的问题，用乌梅丸治。

寒热错杂，或者上热下寒时，就用乌梅丸治

现在虽然我们没有蛔虫了，但是您如果身体出现了寒热错杂，或者上热下寒的情况，就可以用乌梅丸。

乌梅丸这个方子，乌梅打头，酸入肝，敛肝气。

乌梅丸是寒药和热药放在一起调理的，细辛是温通的，干姜、附子、蜀椒、桂枝是温阳的，都是热药，再配凉药黄连、黄柏，再加点

乌梅丸

配方

乌梅 300 枚（48 克），

细辛六两（18 克），

干姜十两（30 克），

黄连十六两（48 克），

当归四两（12 克），

附子六两（炮，去皮，18 克），

蜀椒四两（炒香，12 克），

桂枝六两（18 克），

人参六两（18 克），

黄柏六两（18 克）。

功效

缓肝调中，清上温下。

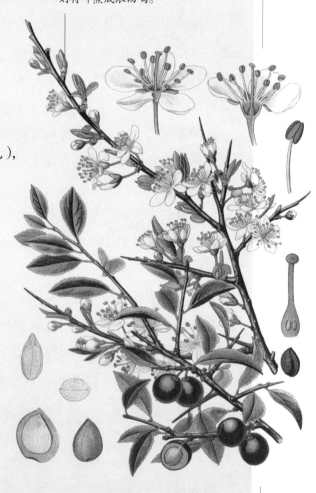

叶〔主治〕主休息痢和霍乱，则将叶煮成浓汤喝。

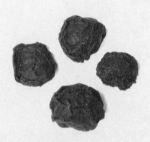

乌梅〔主治〕主下气，除热、安心，治肢体痛，偏枯不灵，死肌，去青黑痣，蚀恶肉。

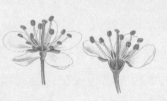

乌梅

人参、当归补正气，因为这时候患者的正气肯定是不足的，会寒热错杂，一定是正气不足了，所以外邪入侵，最后到了这个地步。

寒热错杂就好比是在战场上，敌人已经完全攻陷在您的内部了，您到处抵抗，就表现为寒热错杂。您的身体没有大规模组织战斗的能力了，变成小规模的抵抗了，这时候正气肯定不足，所以要用人参补气，当归补血，把气血都补起来。

寒药和热药放在一起治疗寒热错杂，这种思路就特别了不起。

张仲景说，"乌梅丸主久利"，久利就是长时间闹肚子、腹泻。

您不仔细看《伤寒论》就想不到，但是仔细看了就明白，为什么乌梅丸能主久利。我研究过很长时间，慢性结肠炎、溃疡结肠炎、肠易激综合征等，都属于慢性腹泻。

这种泻肚子，特别难治，有些疾病甚至被世界卫生组织列为无法治愈的疾病。

其实我在学中医的路上，仔细琢磨过这件事，我记得我的硕士同学是肛肠医院专门治慢性腹泻的。他说，患者总数其实并不多，但因为他们长期不愈，到处看病，就给医生留下患者很多的印象。

但是中医认为，这个病症跟正气不足外邪入侵有关。很多人肾气不足，脾气虚弱，慢慢就会导致身体内寒热错杂，就跟厥阴证一样。

另外，这个病还跟饮食习惯有关，好吃肥甘厚味，缺乏运动，外邪慢慢入侵，往里走，没控制好，就会把病根留在身体里。

有些人开始慢慢腹泻，一通乱治，也没治好，结果正气垮了，就会出现这种寒热错杂，邪气入侵的情况。

情绪不好会导致腹泻

最后一个是非常重要的因素，情绪问题。

一开始，少阳证时，您的肝气不舒还位于表层，到最后厥阴，是情绪导致的郁结比较深了，这种情况就会导致寒热错杂。所以，我们现在所遇到的厥阴证，往往跟不良情绪的深入有关。可能是长期的不良情绪被压到潜意识里面了，所以导致他的病位比较深，比刚刚出现不良情绪要严重。

我一直跟大家讲，人有第二个大脑，就是肠道。

上面的大脑是控制我们的意识的，用意识来控制我们的肢体。下边的大脑感受情绪，不受您的主观意识控制。 肠道里有特别多的神经元感受情绪，抑郁、生气等，都会改变肠道不同段的蠕动速度，有的地方放缓，有的地方加快，就会导致正常的流畅的系统变得乱七八糟。

这时候，肠道内环境改变了，就会导致菌群改变。肠道菌群跟人的情绪是密切相关的，菌群改变会影响人的情绪，人的情绪也会影响菌群。这个影响很深远的，有时可能会恢复，有时也可能恢复不了。

慢性腹泻、长期腹泻怎么也调不好，这是真的。我记得我的爸爸去世时，我就开始闹肚子、腹泻，我知道这是情绪引起的，就没调，泻了两个月。后来每年到这个时候我都会泻，第三年，我用药调了一下，几天就调好了。

您的情绪和肠道是密切相关的，很多孩子考试前闹肚子，就是肠道菌群紊乱，受到了情绪的刺激，是寒热错杂。

这种病怎么治呢？真的很难治，你觉得它一冷就泻，那就温阳，但温阳只会好一时，之后又会泻。所以，温阳不是办法。那泻肚子是不是要吃黄连素清热？也不行，好一时或者根本不起作用。

单独用寒药或者热药都不行。那这时候怎么办呢？

张仲景给出的思路是寒药和热药一起用，因为厥阴证的特点是寒热错杂，所以，您有寒证，就用热药干姜、附子、细辛、桂枝；有热证，就用黄连、黄柏清热。如果跟肝经，跟您的情绪相关，乌梅味酸，收敛肝气，然后用当归、人参扶正气。

我们现在方子里基本不用细辛了，只放乌梅、干姜、附子、黄连、黄柏，有这几味药，方子基本上就没问题了。

因为张仲景的核心就是这个思路，所以，把这几对药配上就没事了。但我们也可以根据情况自己再配点别的药，比如疏肝的、补脾的，我经常配人参、白术、茯苓、甘草、黄芪等，或者怀山药、莲子。

自从学了老中医们的方法，找到心法以后，我治疗这种寒热错杂的病，基本上都能应手而愈，效果非常好。

如果您的情绪慢慢变好了，同时用药，里外双调，状态慢慢就能改善过来。所以，乌梅丸是治疗不良情绪影响您的身体，最后导致身体系统非常虚弱，出现寒热错杂的情况的主方。它能把您的身体的寒热错杂的情况调到平衡状态，并让您的正气、气

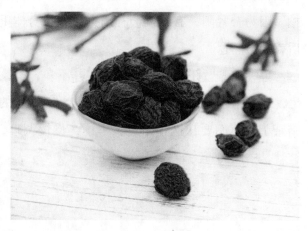

乌梅

血开始恢复，使身体逐渐好起来。

这是乌梅丸给我们的启发。

许叔微的这个医案中的患者，最后是吃了几次乌梅丸就治好了。过去是做成丸，现在我们用汤剂就可以，最重要的是学习思路。

其实，厥阴证的内容比较深，这是外感病传到身体里的最后一个层面，身体处于或死或生的一个状态，这是一个枢机，要么好，要么不行了。

现在我们得厥阴证往往是因为内伤，基本都是身体虚弱，情绪不好，最终导致身体更加虚弱，处于寒热错杂的微妙状态。

到这时候，就很难调理了，这也显得张仲景用乌梅丸的思路特别重要，里边有寒、有热、有通的药，还有乌梅柔肝、收敛，当归、人参养气血。这是值得我们学习研究的。

其实我们对古人是逐渐了解的，古人太聪明了，把我们身体的运转的规律，总结得很透彻。

乌梅丸其实是我常用的方子，因为现在患慢性腹泻的人太多了，有的确实是阳虚，您慢慢补肾就行。但是，有时我也加点黄连、黄柏，因为补肾阳，有时候会补出火，如果身体里有湿热的话，补了以后就会出问题。

单纯的脾肾阳虚的情况，其实并不多，多数情况跟情绪、正气不足、寒热错杂相关。像那种泻一两年、五六年的人，基本上就是寒热错杂了，我们要从这个角度去考虑，慢慢调理，基本上都能调过来，这就是中医的魅力。

怕风、怕冷、出汗多，
喝白术附子汤

🌀 发热、头痛、汗如雨下，用白术附子汤

有一年秋天，9月，许叔微去淮南僧台考试，跟他一起考试的一个建阳（现在的福建）人叫彭子静，他生病了，发热、头痛、呕逆，最要命的是浑身往下发汗，像水洗了一样，已经好几天了。

这就很惨了，您想，他马上就要考科举了，现在却生病。他就把许叔微找来了，对许叔微说，"距离考试没几天了，可是我得了这么严重的病，这可怎么办呢？您赶快帮我看看，估计我今年考不好了。"

许叔微说，"您是服错了药，没事的，放心，我给您治疗。"

于是许叔微就开了一个术附汤方（白术附子汤），让他喝了3次，汗就止住了。

第二天，体温已经正常了，5天以后病就痊愈了，这个医案就结束了。

许叔微的医案都这么简单吗？好像没有跌宕起伏。

在许叔微之前，几乎没有用《伤寒论》来治病的医案，许叔微是开创者，他虽然写得很简单，但是意义重大。现在我们讲《伤寒论》的方子，列出来的第一个医案，基本上都是许叔微的。宋朝时写的，所以就比较简单。

经方派的特点，讲究的就是汤证对应，方子的症状和患者的症状对应上了，就直接开方子，然后就好了。未必有那么多的跌宕起伏，只要认证准确，用方无误，身体上的病症很快就会好转。

这个医案中的患者所患疾病叫漏风证，古代又叫酒风，像是喝了酒以后被风吹到了。喝酒以后容易出汗，毛孔张开，气血运行跟平时不一样。这时候，正气不足之人被风一吹，营卫之气就可能运行异常，导致生病。所以，得这个病的根本原因还是正气不足。

漏风证的症状，基本上都是怕风、怕冷、汗多，尤其是吃饭时哗哗出汗，像水洗了一样。这样的人往往身体特别虚，会喘，一动就累。

在正气不足的情况下，会出现这些特殊的情况。外感是一个诱因，根本原因是身体里的正气不足、脾肾阳虚、寒邪内盛。

为什么出汗？他体内的湿气多、阳气虚微，这时候无力控制水湿，水就会从各处出来，漏风证的人多小便不利，有时候身体会疼，关节会疼。

很多风湿的人也是类似的，病机一样，最根本的原因是脾肾阳虚，阴寒内盛。

风湿和类风湿是两种病，
中医治法都一样

许叔微在这里用了术附汤，是白术和附子放在一起的汤，也叫白术附子汤。

这个汤是在桂枝汤的基础上变换来的。它把桂枝汤里的桂枝、白芍去掉了，加上白术和附子。

这个方子很有意思，是张仲景用来治疗寒湿型风湿证的。

其实我认为，漏风证应该是风和湿团在一起，团是两手揉的意思，关节被风、寒、湿侵袭了，身体才会又疼又烦。这样的人，如果大便硬、小便自利，就是体内水液运化出问题了，小便非常多，用白术附子汤来治疗。

身体正气不足、阳气不足，导致体表营卫运行有问题，所以风邪、寒邪就进来了。结果，体内的湿气也重，又有外湿的干扰，风、寒、湿就留在经络里边阻碍了气血的运行，出现身体烦疼的这种情况。

这时候一定要温阳，他的这个方子很有意思，用附子温肾阳，把阳气振奋起来，用白术健脾，化除水湿，使经络通畅，然后加上炙甘草、生姜、大枣，这些调和脾胃、补中焦的，能让身体的气血重新循环起来，这样就好了。

大家可能认为这个方子也太简单了，就只有附子、白术、炙甘草、生姜、大枣。

虽然方子简单，但是这是治疗风、寒、湿在体内导致关节疼痛、气血运行障碍的一个祖方。

我们现在治风湿，其实很多思路都是从这个方子里来的，温阳、祛湿，只不过是药味上增加了，思路上可能配合其他的药，但是根本的思路是从这里来的。

大家一定要分清楚，风湿和类风湿是两种病，您如果到医院检查，类风湿要查类风湿因子，要做相关检查。两种病，侵袭的部位、发病特点都有区别。但是中医的治疗思路往往是一样的。

因为是风、寒、湿一起进来了，在体内阻碍经络运行，阻碍关节部位等。治疗就是温阳、祛湿的思路。

因为您受寒了，要温阳，所以把附子用上了，我们还可以配合其他的药，比如干姜、细辛、桂枝等，这是按照张仲景的思路写出来的，您往里加药就行了。

温阳之后还要祛湿，白术健脾祛湿，治疗时就可以按照这个思路，加上茯苓、猪苓祛湿，也可以加羌活、独活、白芷等疏风，散湿。

最后，您还可以再加点活血通络的药，如鸡血藤等，或者加点黄芪、党参等补气。

整个方子，就是张仲景给我们讲的这些思路，温阳、健脾、祛湿，再疏通。现在治疗风湿痹证，寒性的关节炎，也是用这种思路，所以，张仲景写的思路，我们现在也能用到，也仍然在用白术附子汤来治疗这些风湿类的疾病，寒性的关节炎。除了关节炎之外，其他外感引起的寒湿为患，蓄积体内、阻碍经络运行的病，也都可以用白术附子汤治疗。

受寒之后导致肌肉萎缩，喝白术附子汤

下面是刘渡舟先生的一个医案。

一位姓曹的男士，37 岁，北京人。因为工作原因，接触冷水，左脚特别软，不能弯曲，足趾无力，行走困难，已经一个星期了，不感觉疼痛和麻木，没发现肌肉萎缩。但是下肢发凉、小便清长。左脚呈"垂足"状，西医诊断为"腓总神经损伤"。

这时候他来找刘老先生，先生一看，说他的舌苔白厚腻，这说明体内水湿重。脉沉，体内有寒，寒湿伤于筋脉，阳气失煦，所以要用温阳除湿之法，就给患者开了桂枝去芍加术附汤。

"桂枝 12 克、生姜 10 克、炙甘草 6 克、大枣 12 枚，白术 12 克、炮附子 12 克，七剂，水煎服"。

桂枝加里边我觉得效果会更好。用了以后，"另用：川椒 12 克、艾叶 12 克、千年健 15 克、苏木 10 克、桂枝 10 克、川芎 10 克、追地风 15 克，煎汤熏洗患足"。

结果患者二次就诊后，"感觉左脚踝部有了疼痛之感，抬足略有升高，反映了阳复之象。于上方中再加强筋骨，引药下行之品"。稍微加了点木瓜、牛膝，接着给患者用。

第三诊时患者说脚更有力了，能随意屈伸了，足趾也可以上翘。"但与常人比，行走仍感力量不济，舌苔白腻，脉沉"。于是转方，用"桂枝 12 克、白术 10 克、附子 10 克、生姜 10 克、当归 10 克、杜仲 10 克、续断 10 克，服三十余剂，而病痊愈"。

这个医案，不是治疗痹证、关节炎的，这是一个痿证，就是四肢无力、肌肉无力，导致的萎软无力的一个症候。

原因也是受寒了，阳气不足，寒湿附着于经络之中，附着于肌肉，引起气血运行障碍。

阳气不足导致眩晕，喝白术附子汤

我再讲一个治疗眩晕的案例，这是刘含堂先生的医案。

赵女士，44 岁，近一年来经常感觉眩晕，导致不能上班，曾在市内多所医院就诊，西医用脑电图、多普勒、CT 等仪器检查，未查出实质病变，用药也无效。现在的症状有面色淡黄而白，食欲差，便溏，神惫，腰膝酸痛，畏寒怕冷。舌淡，苔薄白，脉沉弱。诊为眩晕，证属脾失健运，肾阳虚衰。应该健脾温肾，用桂枝去桂加白术汤加味来治。

这个症状是寒证，诊断眩晕是阳气不足、肾阳疲惫，然后脾肾阳虚导致脾失健运，身体的阳气不能控制体内的湿气，水湿化不掉，结果导致浊阴上逆。

我们正常是清气上升，浊气下降，她的整个功能失调了，所以浊气在上，导致眩晕，治疗就要温补脾阳，健脾温肾的方子，即桂枝去桂芍加白术附子汤加减，其实就是白术附子汤加减。

用"白术 12 克、炮附片 10 克（先煎）、茯苓 15 克、厚朴 10 克、

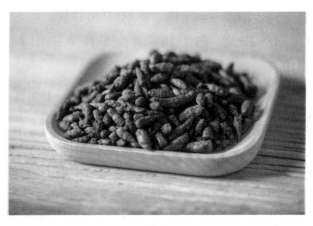

附子

焦山楂 15 克、补骨脂 15 克、炙甘草 6 克、生姜 6 克、大枣 6 枚。水
煎服，10 剂"。

患者喝完以后又来看诊，"眩晕减轻，食欲改善，大便成形，畏
寒怕冷等症状亦有所缓解。继用上药，又服 10 剂，诸症消失"。

只要体内寒湿为患，湿气很重、阳气不足，就可以用白术附子
汤。这是张仲景开的一个非常简单的方子，大家平时不重视，但是它
确实是一个很经典的方子。

比如说，我们有关节炎，只要是体内阴寒内盛、寒湿盛的，自
汗，下身特别怕冷，都可以用这个方子来调理。

前面许叔微看的彭子静就是这样，这个人的外感其实不严重，但
是正气亏得比较明显，别人又给他用错了药，所以正气、阳气不足很
明显。如果看他的舌象，舌质肯定是淡淡的，舌苔胖胖的、白白的，
上面唾液很多，舌苔很厚，是湿气重的表现。

这种情况下，许叔微就没给彭子静清热解毒，他治根本，所以用
了白术附子汤，患者喝了两三次就好了。阳气振奋起来了，寒湿化掉
了，她的外感就好了。

患者最主要的症状是自汗，白术附子汤为什么能治疗自汗呢？

阳气特别虚微时，体内阴寒内盛、水湿又多，这时候阳气无力控
水，水就会从各处出来，比如，体表会出汗，小便会多等。

这时候汗证比较多，就要把阳气固起来，把该除的水湿给它排除
掉，把有用的水液给它固住，这样汗就停止了。这就是扶正的思路。

临床上如果您遇到这种病，阳气往外出，出冷汗，面色白，身体
特别弱，这时候就要慎重，有时候汗出多了就代表阳气特别弱，不断
出汗又会把气耗散，所以，这时候就必须温阳、健脾，把汗固住。在
某些情况下，这甚至是救命的方法。

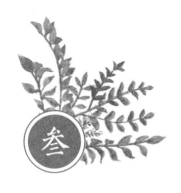

暖肝、补肾，喝吴茱萸汤

"伏气"是什么意思?

有一个人得了外感病几天了，有自汗，咽喉肿痛，上吐下泻的表现。

他就请医生来了，医生说他这是"伏气"。

"伏气"是中医的一个概念，是说邪气进入身体以后，当时没发病，在身体里边潜藏起来了，等到条件成熟了，如身体虚弱得比较严重了，或者气候发生改变了，就开始发病了。

《黄帝内经》里讲："冬伤于寒，春必病温"，冬天被寒气伤到了，春天就会得温病。因为有的邪气潜藏起来了，到春天才开始发病，这是最早论述伏邪的一种提法。

后世这种说法越讲越多，在温病从伤寒体系里脱胎而出时，甚至拿伏邪作为一个名头。

因为一开始大家不承认有温病这种说法，认为所有的伤寒都是受寒得的病，可是医学家们发现有咽喉肿痛、发热等各种热证，应该是温病，于是就说是伏气。

生活中到处都有这种外邪，它会潜藏到人体中，如疱疹病毒，很多人的身体里都有，但是他们为什么没发病呢？正气足，外界条件没有剧烈变化。只要您的正气不足，身体虚弱时，病毒一下就出来了。还比如说肝炎病毒也会潜藏起来，您可能被传染了，但没发病，等到条件成熟了，就会发病。还有一些传染性疾病，如艾滋病等，您感染了，当时可能没事，没任何症状，潜藏起来一段时间，几个月之后，等到您的正气不足时才发病。古代说的伏气就是这样的。

什么是少阴证？

许叔微也给这位患者诊断，诊断完他说这个症状有点可疑，这不一定是伏气，应该是"少阴也"，是少阴证。

许叔微的依据是什么？

《伤寒论》第二百八十三条："病人脉阴阳俱紧，反汗出者，亡阳也。此属少阴，法当咽痛而复吐利。"

脉很紧，因为阳气已经散失了，无力控制体内的水液运行，汗就出来了，所以会有咽痛，又吐又泻的症状。

许叔微说，这其实是少阴证。患者的寸关尺脉都很紧，这应该不是伏气，"伏气脉必浮弱，谓非时寒冷，着人肌肤，咽喉先痛，次下利者是也。近虽有寒冷不时，然当以脉证为主。"

患者的症状和脉象显示都是少阴证。这时候如果用药用错了，就会出现大问题。

这里就引出了少阴证的概念，什么是少阴证？

在《伤寒论》中，张仲景以寒邪为假想敌，讲了外邪侵袭人体以后，人体的6种防御状态，这6种防御状态就代表人的正气足或不足，不同的抗敌情况等。

先是太阳，是体表正气遇到外邪了，然后开始斗争。阳明是邪气往身体里走了，身体开始全力动员，这时候就会硝烟弥漫，打得比较激烈，处于高热的状态。少阳就是身体的正气被消耗了，外邪继续深入，它处于一种时断时续，时而能打、时而不能打的状态。少阳如果没控制好，邪气就往里走了，身体开始进入衰退状态了。

身体之前是有"抗敌"的表现的，比如发热等，还能够振奋起来打"敌人"，但是到了后边阴证时，说明正气很不足了，组织起来抵抗的力量很有限了，所以进入太阴的状态。

太阴属于脾胃虚寒，这时候身体进入了一种低迷的状态，也会出现凉等问题。太阴之后就是进入少阴。而厥阴是身体最后的症状，是要么死要么活的时候了。

少阴证跟肾和心有关

我们有足少阴肾经，手少阴心经，所以少阴证跟肾、心有关。这样的人基本上病情非常严重，经过前边的治疗，邪气没有出去，继续往里边走，就影响了心肾的功能，尤其是肾的功能。

肾是生命的根本，当邪气到了肾经时，病邪已经非常深入了。肾居下位，邪气到肾是侵犯到身体里边了。

肾里封藏着生命的本源物——肾精，如果肾被伤害到了，人的身体就会受到很大的伤害。

有的少阴证出现的原因是自己的肾气不足，过去有一句老话，

"伤寒偏死下虚人"，同样是得了伤寒病，有些人没事，慢慢就好了，有些肾虚之人就死了。

老年人肾气虚弱，身体的抗邪能力在衰退，脏器开始慢慢衰老，所以当有外感时，老年人是最先有问题的。

过去我们说"伤寒偏死下虚人"，是指纵欲之人，比如伤了肾的人。他得了外感病，就比别人的症状重一些，甚至外邪都能直中肾精。

大家要知道，肾对我们身体很重要。如果由于各种原因，您平时肾气不足，然后外邪进来了，身体抵抗不利，到最后阶段，就会出现少阴证。

有少阴证的人，正气不足，身体严重衰退

少阴证有什么特点？

它的最主要症状是"脉微细，旦欲寐也"。脉又微又细，有两个原因。

第一，**正气不足**。肾为先天之本，肾气特别虚了，所以身体的运行能力会下降，无力推动脉运行，所以脉会微细。

第二，**气血虚衰**。身体衰退到很严重的阶段，血液也亏了，推动的力量不足，他的脉就特别细。

那"旦欲寐"是什么原因呢？肾气虚弱或者外邪侵入身体时，引起了少阴证，他们的阳气振奋不起来，所以白天总是困倦，想睡觉。

我们的阳气白天应该起来，晚上收敛潜藏，睡觉。可是这种人，白天困倦，总想睡觉，但不是真的睡着，躺着脑子可能还在想事，有

点迷迷糊糊的感觉。

当然，这种人也要考虑是否是因阳气不足、肾阳不足，所以身体功能低下，总想躺着睡觉、不想动。

少阴寒化证

少阴证会朝着两个方向发展。

一种是少阴寒化证。**您的心肾阳气本来就不足，又受到了寒邪的影响，就会导致阳气越来越不足，体内阴寒越来越盛。**

像这样的情况，会有什么症状呢？

首先，如果阳气不足、阴寒内盛，浑身感觉冰凉，无力运行，推动不了气血在体内走。所以，人就会总感觉四肢冰冷，这时，就要用四逆汤温阳。这是一个最经典的温阳的方子，治肾精阳气不足到了极点，浑身冰冷，尤其是四肢厥冷，指甲有点发青的感觉。

我以前讲过李东垣的医案，他治疗一个孩子，大家以为是热证，只有李东垣说是寒证，眼看着孩子的手脚指甲开始变青了，因为里边凉，血脉不能通行了，他就赶快煎了附子这样的药给他。

还有什么症状呢？心肾阳虚。心和肾是我们身体最重要的一对器官，在我们的身体五脏里特别关键。心属火，肾中有水，肾水上济，心火就不至于过热；心火往下走，入肾，温暖肾水，所以肾水不会过寒。这叫水火既济，如果肾有病了，心也会病。如果心阳不足，身体衰弱以后，就会出现心肾阳虚。这时候，阳气不能振奋，心神不能鼓舞，无法正常运行，所以会有但欲寐的情况。

脾属土，火生土，所以当心阳虚时，您的脾土一定也会出问题。这时候脾土虚寒，无力运化食物，所以您吃东西就会呕吐，也会下利清谷，就是您吃的东西没有消化掉，被原封不动地泻出来了。这种泻不是闹肚子的那种，它是腥味比较浓，泻的水比较多。这就是下焦虚寒，阳气不足。

如果我们肾阳足的话，会在体内运化水湿，把不该用的排出去。但是他现在肾功能衰退，体内有寒，所以小便量会多，颜色会变白，想喝热的东西。

如果患者出现了四肢冰冷、旦欲寐、呕吐、吃不下东西、腹泻、脉细微、怕冷的情况，我们就要知道，这是少阴寒化证，患者的肾阳、心阳已经不足了。

少阴热化证

少阴病往另一个方向走，就会出现另外一种情况，即少阴热化证。

张仲景讲过少阴热化证，外邪来了，体内抗邪会产生热，最后伤肾阴，出现阴虚阳亢的表现，如心烦不寐、睡不着觉、口干、舌燥、咽干、舌苔红。

寒化证的热，舌头一定是白胖的，甚至是雪白雪白的，有齿痕。而少阴热化证，舌头是通红的，上面没有或者只有非常薄的舌苔。少阴热化证用黄连阿胶汤等加减。

晚上睡不着觉、身上难受、舌头是白的、头顶痛、肾气不足，用吴茱萸汤

在这里我主要跟大家讲少阴寒化证，受寒引起的这些问题。

吴茱萸汤

配方

吴茱萸 1 升（洗，3 克），
人参 3 两（9 克），
生姜 6 两（切，18 克），
大枣 12 枚（擘，4 枚）。

功效

温中补虚、降逆止呕。

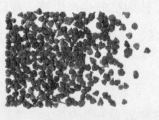

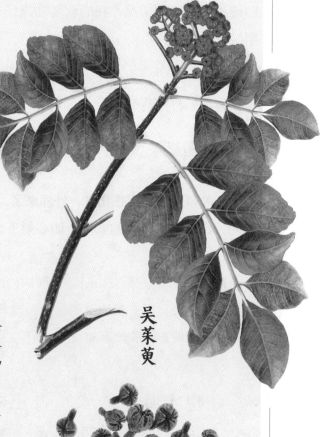

吴茱萸

子〔主治〕温中下气，能止痛除湿气，还能治血滞引起的肢体疼痛或麻木。逐邪风，可治皮肤和皮下肌肉的病，以及因受寒热引起的咳嗽、呕吐，能去痰止咳，排冷气，治消化不良、受冷气后引起的心腹疼痛、霍乱转筋、胃受凉、腹痛腹泻、妇女产后心痛。

大家需要知道，如果外邪来了，我们的身体抵抗不利，正气不足，最后侵袭到肾精，会引起少阴证。我们平时可能损耗肾精比较多，引起肾气虚弱，也是少阴证的一个表现。

我们看病，要知道病位在哪，影响身体有多深，影响了哪个脏器。同样是受寒，也有不同的层面，张仲景讲得很清楚了。

许叔微是怎么治少阴证的？

他先用吴茱萸汤，后来又配了点其他的药，病就好了。

吴茱萸汤是《伤寒论》里的一个方子。

吴茱萸，味道特别辛辣。辣椒是明朝以后才进入中国的，明朝前没辣椒，我们就用花椒还有吴茱萸。它虽然有点小毒，但是过去也能当调料。

吴茱萸的药性是温热的，可以暖肝。后世张锡纯，还有好多名医，都擅长用吴茱萸暖肝，当肝之寒气特别明显，肝阳受伤时，就用吴茱萸来暖。

然后加人参、生姜、大枣，人参扶正气，生姜配合吴茱萸温阳，大枣配合生姜保护脾胃。

《伤寒论》中提到："少阴病，吐利，手足厥冷，烦躁欲死者，吴茱萸汤主之。"

阳气不足以后，阴气比较盛，所以患者会觉得特别烦躁，这种烦躁往往在夜里比较严重，特点就是手脚没地方放了，伸胳膊、伸腿难受。

如果您发现有人晚上睡不着觉，身上难受，您就看他的舌头，如果是白的，很可能是阳气不足，您一摸，还会感觉到他浑身冰冷。除此之外，有些人甚至会出现精神类疾病，晚上又喊又叫，这时候用吴茱萸汤就能恢复。

吴茱萸入肝经，能暖肝，也可以治疗厥阴病。

厥阴病有什么特点？张仲景说了，干呕，吐沫，头痛，厥阴是痛在巅顶部位。

头的前边痛是胃经，后边痛是太阳经，两侧痛是少阳经，头顶痛是厥阴肝经。所以头顶痛就用吴茱萸汤。

吴茱萸汤也入胃经，如果食后欲呕，特别冷，用吴茱萸汤就能治疗。

除肝经、胃经外，吴茱萸还会入肾经。所以，在少阴病里，如果出现烦躁欲死、又吐又泻的情况，就可以用吴茱萸汤来治疗。

吴茱萸汤是一个暖身体的方子，**它有自己的特点，即治疗少阴证兼有厥阴证，跟肝经循行的经络有关时，用吴茱萸汤效果特别好。**

总之，身体是一个整体，如果出现肾阳少阴寒化证，身体全会凉，肾经、厥阴肝经、阳明胃经，其实都会凉，这时候就能知道吴茱萸为什么能够治几个经的受寒了。只要出现吐、泻、手足冰凉、头顶痛、烦躁欲死的情况，大家都可以考虑用吴茱萸汤。

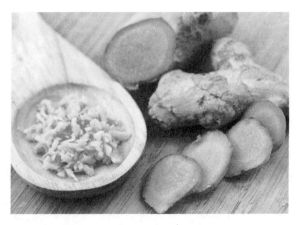

生姜

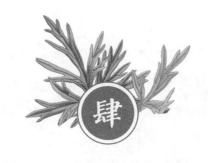

补阳气，喝吴茱黄汤

🌀 耗肾的地方非常多，你要特别注意

张仲景所说的少阴病，是当外邪来袭时，身体抵抗不利出现的一种状态，到少阴时，基本上身体的各器官功能是衰退的，应该是到了比较危急的时刻了。

他讲了少阴证的很多方剂，还讲了很多如果没治好，死了的情况，说明少阴证是一个比较危重的证了。

少阴证也会出现热证，但是这种情况远远没有寒化证多。

张仲景在讲少阴证时，没有说跟脏器的关系，他只是描述了一种状态，如身体功能低下、无力抵抗邪气、阳气不足、阴寒内盛等。

在少阳证、厥阴证中，张仲景都没说情绪的问题，但是我们现在看到非常多肝气不舒、肝胆失和的人会出现少阳证、厥阴证。而这样的人，肾气不足，肾精虚衰，更容易感受外邪，往往比其他人更容易进入少阴证。

得外感时，会出现什么样的状态，跟您的体质是密切相关的。

我见过很多没有得外感的人，但是他肾虚，可能与纵欲过度，消耗过度有关，他们的脉又微又细，且欲寐等状态跟少阴证是一模一样的。

曾经有患者跟我讲过，他女朋友比较多，肾气不足，有点纵欲过度，像这样的人，我们中医就会给他补肾，然后他就感觉精神头来了，状态好了。但是一次房事过后，他就会感觉昏昏欲睡，一点劲都没有。

我听了这个例子，就觉得张仲景的论述特别精到，肾气虚弱的人的状态，就是张仲景描述的少阴证。

他平时就是且欲寐这种状态，一旦感受外邪，更容易浑身怕冷，冷得不得了，然后完全没有精神头了，就躺在床上昏睡。

实际上每个人生病了都有他的体质基础，不然进入这个状态，你怎么比别人快？就像同样大家在操场玩，别人没感冒，你感冒了，别人没中外邪，你中外邪了，你是有身体内在基础的。

现在社会很复杂，有各种诱惑，消耗肾气的地方非常多，大家一打开各种短视频平台，里边美女都非常多，这时没有控制住欲望，就会导致你的肾气，即相火，暗暗地消耗。

相火已经动了，身体就会准备开始分泌激素，等消耗的肾气变成虚火跑到体表各个位置，就会引起各种局部的热证。

除此之外，有时候吃一些寒凉东西、熬夜等，也会损伤肾气，引起各种少阴证表现。所以，保护肾气非常重要。

吐清水、夜里烦躁、舌质淡嫩、舌苔上都是唾液、脑袋上面疼，喝吴茱萸汤

下面是刘渡舟老先生治胃脘痛的一个医案。

一位 32 岁的女士，往上呕清水，心烦，舌质淡嫩，舌苔上都是唾液，脉弦无力。根据这些症状基本可以确定她是阳气不足。

刘老先生开始以为她是胃中有寒而心阳不足，所以就给她开了桂枝甘草汤加木香、砂仁，但是患者喝了没效果，于是他又让她把症状再讲一遍。她说她身体烦躁、爱乱动，怎么都不舒服，晚上情况很严重——这是一个重点。

生活中很多人都有阳气不足导致的烦躁，有人是情绪特别不好，在夜里，胳膊、腿不知道怎么放才好，很难受。

晚上难受时，涌吐的清痰绵绵不绝，而且头顶痛，这一看就是阴寒内盛。刘老先生"辨为肝胃虚寒挟饮"，有水饮在体内，所以就改用吴茱萸汤。

"吴茱萸 9 克，生姜 15 克，党参 12 克，大枣 12 枚"。患者喝了 3 服以后，所有的病症都好了。

吴茱萸汤是一个可以暖肝，暖肾，暖脾胃的方子。它的辨证要点就是呕吐清水、四肢厥逆、舌头颜色淡白、烦躁等，

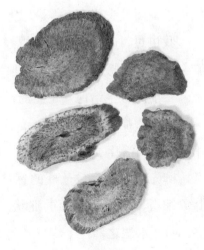

木香

尤其是夜里烦躁。

像这位患者，经常呕吐，我们就要分清楚她吐的是什么东西，吐食物和吐清水是不一样的。这个人感觉夜里烦躁是关键，我们碰到这种夜里烦躁的症状，心里要有一个想法——有没有可能是吴茱萸汤证？那您看病的命中率就很高。

您遇到这些情况以后，就知道是阴寒内盛，水湿往上反。我们把身体暖过来就能恢复了。

吐清口水、浑身怕冷、头顶痛、经常咳嗽，用吴茱萸汤

下面是柳并耕先生治疗头痛的医案。

一位 59 岁的李姓男士，身体很健康，但口水是清的，其实有时候是从胃里出来的。

他在碰到气候变化时，基本上是天气变冷时，寒风一吹，头就开始痛了，而且头顶上痛得最厉害。

我讲过，前额痛跟阳明胃经有关，头两侧痛跟少阳胆经相关，后脑勺痛跟太阳膀胱经有关，头顶痛跟厥阴经有关。

之前的医生给他开了温药，只有一点效果，但是近年来因家事烦劳过度，头痛越来越厉害了，而且经常咳嗽、吐痰涎、畏寒、恶风，用中药西药治疗了都没有效果，于是他就请柳先生来诊病。

柳先生看他有旦欲寐的感觉，精神困倦，食欲不佳，舌苔滑润，脉象细滑，再结合前面的症状，就判断他是阳气不足，体内阴寒内盛，阴寒水湿之邪往上走导致的头痛。所以就给他开了温中补虚，降逆行痰的吴茱萸汤。吴茱萸暖中，也可以暖肝，引气下行。主方是

"党参30克，吴茱萸9克，生姜15克，大枣8个"，患者"连服4剂，头痛渐减，吐涎亦少，且小便也略有清长。此乃寒降阳升，脾胃得以运化之机。前方既效，乃再守原方，继进5剂，诸症痊愈"。

这个医案的辨证要点就是吐的水是清的，浑身怕冷，阳气不足，舌头淡白，头顶痛得厉害。

根据这些症状能判断出这个人是阴寒内盛，阳气不足，浊阴上逆，所以就用了吴茱萸汤，效果很好。

烦躁、失眠，喝吴茱萸汤

我再讲一个医案。

贾女士，63岁，在一年春天，她手指生疔疮，住院治疗了几周，疮好了，但是又开始夜间失眠了。

我们分析一下前因后果就能知道，医生给她用了一些抗生素，而抗生素多数属寒凉之药。贾女士疮好了，就开始夜间失眠，于是服了镇静剂、催眠药，结果情况越来越严重，开始彻夜烦躁不得眠。然后"改肌注速效镇静药，病人反夜烦更剧，大声哀叹不休，至天亮方安然入睡"。

这种病例其实在生活中是真实存在的。我曾见过这样的人，他们晚上烦，哀叹，甚至天亮了才能慢慢入睡。一般还真治不好，必须得方证对应才行。

医生看"病人面色晦暗，手足逆冷，食纳不佳。语言正常，白日静坐不烦，大便微溏，舌质淡红无苔，双脉沉迟有力。辨证为肝肾阳虚，中阳不振，浊阴气逆之阴烦（虚烦）证。治拟温中补虚，降逆散寒。方选吴茱萸汤：吴茱萸、人参各9克，生姜18克，大枣12枚。

1 剂。水煎，日 3 服。"

"服药后，病人当夜安然入睡，呼之不醒。知药中病机，守原方，继服 1 剂而告痊愈。1 年后访，无复发。"

两服药就解决了问题，这就是汤证对应上了。

过去说《伤寒论》里的方子只要对证了，基本上吃 3 服药肯定能好，如果用了 3 服药还没有任何改变，就别用了。这就是张仲景的方子精到的地方。

受凉、生气、胸闷头痛、无力、嗜睡，喝吴茱萸汤

我再讲一个多寐（嗜睡）的医案。

一位姓王的男士，53 岁，多寐已经 10 年了。10 年前，他由于受凉和生气出现了心烦欲死，干呕吐涎沫，胸闷头痛，无力，倦怠，嗜睡等表现，时好时坏。近三四年，他完全丧失了劳动能力，每年初冬就开始终日嗜睡，睡醒就吃，吃了再睡，到第二年的夏季才能稍微好转。

这样的人，可能在夏天发病，也可能在冬天发病，这些病证的发病是有明显的时间性的，专门研究它的学科叫时间医学，主要研究时间与人体生理和病理变化的关系。我在念书时就买了一本时间医学的书，里边有各种中西医的病症，这给我留下了特别深的印象。人在天地之间，根据四时、阴阳变化，我们的身体也会有周期性节律的变化。所以根据发病的时间特点，您往往能推断出他的病是怎么来的。

比如，夜里发作的病，是阳气不足导致的。一天之中，白天的阳气旺，晚上的阳气弱，阳气很弱的人，在晚上阴寒就特别盛，容易发

病。一年里，夏天的阳气旺，冬天的阳气就潜藏起来了。所以，这个患者每到初冬时就开始终日睡觉，躺在那迷迷糊糊的。

"曾在当地服平胃散、补中益气汤和二陈汤加减百余剂未效。现仍心烦头痛恶心，全身无力，不能行走，上下汽车须人搀扶。二便正常。舌苔薄白，脉沉滑。"

"辨证：肝胃虚寒，浊阴上逆。治则暖肝、温胃、补虚。"

从暖肝的角度来看，实际上这是少阴证，要用吴茱萸汤。

"吴茱萸 18 克，生姜 18 克，党参 18 克，大枣 6 个。服 6 剂。"

后来患者来复诊时说，他回家按原方服了 40 剂，一个月后睡眠就恢复正常了，心烦、恶心、头痛都消失了，能参加一般的体力劳动了，脉沉滑，还没有完全恢复。

少阴病基本上是肾气不足导致的，我们要靠补肾来调养。一般情况下，治疗少阴病，善后很关键，要节制房事，好好休息，不能熬夜、过度消耗，并且要长期服用一些补肾养心的药物。

《伤寒论》讲的是治疗外感的少阴病，而《金匮要略》中，张仲景讲了很多治内伤的少阴病。这些思路我们知道就行，医圣不能面面俱到，但我们要举一反三，知道平时调养体质和外感病的关系。

脾胃阳气不足导致腹胀、腹泻，用理中丸等药

伤寒后肚子胀满，想吐，闹肚子，怎么办？

许叔微中举的年龄比较晚，所以他这一辈子其实都在跟考试的人打交道，并在准备考试的过程中给人看病。

患者曹生就是一个考生，他刚开始得了伤寒，五六天以后，就觉得肚子满胀，有想吐的感觉，吃不下东西，身体、手脚都是温的，但肚子疼，闹肚子。

总结下来，这些症状都跟肚子有关。

因为他的手足还挺热，医生就说他是阳多，胃里有热，往上顶，所以是脾胃失调引起了上吐下泻之证。

这时候他就请许叔微来诊脉。根据他脉细而沉的情况，许叔微判断说这是"太阴证也"，这都是他从张仲景的书里学的，"太阴之为病，腹满而吐，食不下，自利益甚，时腹自痛。"

太阴证的表现有哪些？

到底什么是太阴证呢？

以寒邪为例，张仲景把寒邪当作假想敌，认为寒邪来时身体会有6层反应，一共三阴三阳。

有太阴证时，患者身体的正气就开始不足了。张仲景讲的太阴证，主要症状都集中在腹部，说明跟脾相关。

张仲景讲的六经辨证、脏腑辨证和经络辨证，实际上是有内在联系的。太阴经主要集中在腹部，主要是脾经。脾为仓廪之官，是腐熟食物，吸收食物的营养，把精微运化到全身，为身体各处的战斗部队提供粮草的地方。

我们身体的正气足，就说明粮草足，士兵吃得饱，就能抗邪。当脾气不足，粮草出问题了，身体开始低迷，就会陷入一种阴寒的状态。

引起太阴证的原因有很多，脾阳不足、脾阳虚弱都是，但根本原因是正气不足。

患太阴证的人可能平日脾胃就弱，正气不足。所以当外邪来侵袭，身体正气无力斗争，寒湿盘踞在中焦时，肚子就会胀满。尤其是秋天天气凉时，肚子就会一天天变大。

有的人就奇怪，他没怎么吃东西，连喝粥都谨慎了，肚子怎么还在变大，并且有胀的感觉，吃不下东西。其实这是阴寒内盛，无力输布气机，寒湿在身体里面凝聚所致。

水液不能化开，患者舌头的颜色就会是淡白的，唾液很多，口里没有味道，所以这样的人总想吃点有味道的东西。因为水湿特别盛，水在中间盘踞，所以患者不渴，但这时候容易呕。

寒湿内盛，寒邪一来就更明显了，阳气不足的人就开始哗哗腹泻，还会伴有肚子疼，泻完了也疼，这是它的特点。

受冷后腹部冰冷，腹痛，吃附子理中丸就好

对于这种腹痛，我深有感触。因为我的爸爸妈妈是三十几岁才生的我，他们当时的体质不好，那个年代也穷，什么都吃不上，所以我先天禀赋就不足，身体有点弱。

那时候不像现在，出门有车，屋里有空调，那时候穿的很简单，所以就容易受寒。我记得我小时候，有一段时间每年都肚子疼一两次，躺在床上翻来滚去，是那种特别缓慢的疼，总想大便，便了之后还疼，特别难受。

我的妈妈也是中医，但她当时不知道，对我的身体了解得不是很清晰。我记得她给我针灸，扎足三里，其实给我艾灸应该更好，但那时候可能都买不到艾条。本来给我吃一丸附子理中丸就好了，但是特别遗憾，她也没给我吃，所以我每次要疼半天、一天才能缓过来。

后来，我学了中医以后，自己用了附子理中丸马上就好了。

大多数太阴证患者的肚子疼是伴随着腹泻的，但有时也可能是便秘，因为出现太阴证说明脾的运化能力已经有问题了。

脾主四肢，多数情况下，这种人的手脚是冰凉的，全身都冷。但也有人手脚是温的，腹部凉，这种情况比较特殊。许叔微的这个医案

里，患者的手脚还是温的，说明他还不是少阴证。这就有一种寒邪盘踞于中焦，把阳气隔绝于外的可能。

手脚冰凉、腹部凉、肚子疼伴随着腹泻或便秘，吃附子理中丸

这时候怎么调理呢？

许叔微就给患者用了理中丸，再辅以五积散，没几天就好了。

理中丸是专门治疗太阴证的。五积散也是温阳祛湿，还有点散外邪的作用的方子。

这个方子非常简单，人参补正气、补元气，白术健脾利湿，甘草和中，调和脾胃。这里最重要的是干姜，它具有辛辣的性味，能暖脾胃。

理中丸配上附子，就是我经常给大家介绍的附子理中丸，治疗太阴证用它，效果非常好。一边嚼一边喝热水把它冲下去，肚子里立刻就会暖暖的。

基本上这种受寒引起的太阴证，脾阳虚、上吐下泻、肚子疼，一两丸就能搞定。

许叔微给患者用了以后，患者几天就好了。后来许叔微多说了几句，很多人看病就论一个阴证、阳证，但是这么分，就太笼统了，如果您只说是阴证，可能还治不好，张仲景分得更细，他分了三阴三阳，就知道这是太阴证。

理中丸

配方

人参3两（9克），
干姜3两（9克），
甘草3两（炙，9克），
白术3两（9克）。

功效

温中祛寒，补气健脾。

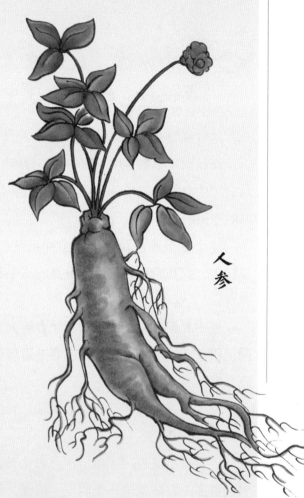

人参

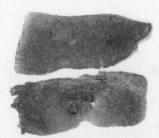

根〔主治〕补五脏，
安精神，止惊悸，
明目开心益智。

人参　　　干姜　　　甘草　　　白术

平素就脾阳不足、肾阳不足的人要这样保护自己

实际上，如果您平素就脾阳不足、肾阳不足，心阳也会不足，因为身体是一整个系统，突破口就在脾阳。

您喝点凉的东西，或者早上起来把前胸的衣裳敞着出去锻炼，寒风直吹胸腹部，就容易导致阴寒内盛。轻则上吐下泻，肚子疼；重则心脏出问题。这时候防护很重要，怎么办呢？我从三个层面来说。

1. 平素多喝龟龄集酒、桂附地黄丸

脾阳受伤叫太阴证，脾属土，火生土，火在肾中命门，所以，肾中的阳气要足，平素大家就要温养肾阳，可以吃点中成药，如龟龄集酒、桂附地黄丸等。脾阳足了以后，肾阳就足了。

2. 平素阳气就不足的人，附子理中丸或丁桂儿脐贴敷肚脐

大家把附子理中丸，搓成一个小丸放在肚脐里，用创可贴盖上，就有暖脾阳的作用。平时做菜，多放点胡椒粉、辣椒，也有提振阳

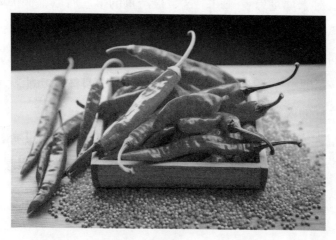

辣椒

气、祛寒湿的作用。

我记得以前有一种神功元气袋，里边有各种温阳的药，往肚上一贴，就能吸收药气，暖脾阳，保护自己。除此之外，我们也可以用丁桂儿脐贴，或者拿一块姜往肚脐上一贴，灸一灸神阙穴，也有暖脾的作用。

3. 不吃凉的，注意保暖

立秋后，按照中医的理论，就不能吃凉菜、西瓜，喝冰啤酒等凉性的东西了。

在天气渐冷的季节，阳气不足的人可能会哗哗地闹肚子，这时要赶紧用附子理中丸温阳。

正气不足的人很容易受外界变化的影响，所以在阴寒的天气里，这类人可以在嘴里含一片姜，或者喝点怀姜糖膏来保护脾阳。

我们总结一下就会发现，张仲景所讲的太阴证实际上是在身体正气不足的情况下，受到了外邪的影响。

大家要知道，这种情况会引起身体其他系统紊乱、功能低下，甚至崩溃。对于危重患者来讲，这是很严重的事。所以，保护阳气，保护脾阳不受损伤是维护我们身体健康的一个非常重要的任务。

平时肾阳就不足，就会引起脾阳不足，同时脾阳不足也会引起肾阳不足，这是一个系统。平时阳气不足的人，身体的功能就不会特别旺盛，这样的人就更容易生病。

希望大家能学会怎么保护我们的阳气，该艾灸时就艾灸，该暖中时就暖一暖，平时多晒太阳、多运动，保护好脾阳非常关键。脾正常运转后，您的身体就正常了。

泌尿系统感染，喝猪苓汤

外感身热、自汗、头重、烦闷、睡不着觉，喝猪苓汤

一位陈姓读书人，刚得病时，身上发热，自汗，脉在表。

我说过，外邪侵袭，正气不足，出现自汗代表营卫不和，是表虚证。

给这个患者看病的医生不懂，他一看患者有外感，上来就用麻黄汤给他发汗。患者有表虚证，正气没那么足，麻黄汤是发汗的峻剂，非常猛，大汗一出来，他发热就更厉害了，而且晚上睡不着觉，头重，心里烦闷、发慌。

患者觉得症状越来越多了，他就把许叔微请来了。许叔微一看，说，这是太阳中风表虚证，他之前发汗发过了，现在需要调和营卫，增加一些正气。

许叔微把《伤寒论》背得很好，他就讲了一段张仲景的话，病在体表时，汗出多了，体液流失，就会"胃中干，烦燥不得眠"。不得眠是因为这时候体液大伤，无以滋养心神，一定会虚烦，就会特别想喝水，您给他喝一点，让津液得以补充了，病就好了。

这是病情非常轻的情况，正气还算充足，能把喝的水转化为体液，营气得到补充，病也就好了。

这段话是张仲景在讲五苓散之前讲的，他特别重视人体的水液代谢。

他说，如果患者体内本来津液就不足，说明阴也是不足的，这时候您给他强行发汗，就会导致其体内津液、阴的物质就更不足了，所以就要给他喝一些水补充津液。

更高级一点的治病方法就是滋阴，把滋阴、生津液的药给患者喝下去，效果就更好。

所以，许叔微就用张仲景的思路，给患者开了猪苓汤。

泌尿系统感染、慢性肾炎、尿血，用猪苓汤

猪苓汤是《伤寒论》里治疗水热互结的一个很重要的方子。

猪苓汤的思路非常有意思，猪苓配合茯苓、泽泻都是利水的，滑石泻湿热、利小便，阿胶滋阴、补津液。诸药合用可以治疗少阴证，阴虚、津液不足的情况。

患者越是肾精亏虚，就越无法控制水湿，就会导致体内水液代谢紊乱，这时候，身体会出现两种状态，一种是津液不足、阴虚，身体缺乏把喝的水变成可以利用的津液、阴血类物质的能力。另外一种是水湿重，因为身体的气化不利，水液代谢失常，多余的水就排不出

猪苓汤 ①

配方

猪苓（去皮）1两（9克），
茯苓1两（9克），
泽泻1两（9克），
阿胶（碎）1两（9克），
滑石（碎）1两（9克）。

功效

清热养阴、利尿、
缓解伤寒。

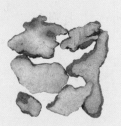

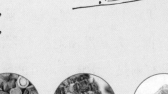

[主治] 解毒蛊疰不祥，利水道。解
伤寒瘟疫大热，主肿胀满腹急痛。
治渴除湿，除心中懊侬。泻膀胱，
开腠理，治淋肿脚气，白浊带下，
妊娠子淋胎肿，小便不利。

猪苓　　　茯苓　　　泽泻　　　阿胶　　　滑石

① 括号内为现在的常用量——编者注

去，所以体内的废水就多。

很多情况下，阴虚和水湿重是同时存在的。体内水液代谢有问题，同时阴虚则生内热，这样心火亢盛，体内往往会水热互结在下焦，这时候就容易出现泌尿系统的各种问题。而猪苓汤治疗下焦的水热互结的病症很多。

张仲景在《伤寒论》猪苓汤证中写："少阴病，下利六七日，咳而呕渴，心烦不得眠者，猪苓汤主之。"

患猪苓汤证的人因为体内的津液不足，会渴；水排不出去，小便往往不利。

张仲景的医书中说："若脉浮发热，渴欲饮水，小便不利者，猪苓汤主之。"

根据猪苓汤的方子，您就知道，一方面它是往外排多余的废水的；另外一方面是滋阴，养津液的。

我们平时也可以再配点生地黄、沙参、麦冬等滋阴的药物，治疗阴虚和水湿泛滥同时存在导致的经常咳嗽、口渴、泌尿系统感染、慢性肾炎、尿血。

泌尿系统改变，水湿想排但排不出来，同时又阴虚有热，这种情况下张仲景就立了一个法则，祛水湿和滋阴同时调理。

但是后世，大家慢慢地就不会治这种复杂的情况了，大家觉得阴虚肯定是有内热、干燥，不可能有水液。但实际上很多问题可能会同时出现，这个医案里，我们看到了许叔微治疗的这个患者阴虚的情况，津液不足，虽然湿重医案里没多写，但我觉得患者头热、头重，这也是水湿重的表现。

他可能还会有小便不利的表现，许叔微没写，这也是我们推测出来的。

这样的人，我们应该怎么辨别？

首先，他的舌质一定是红的，因为他阴虚、津液不足，但上面还有舌苔，有时候舌苔是干的，有时候上面有很多水液，这就是阴虚和湿气重两种情况同时存在。其次，就是口渴，想喝东西，小便不利，次数多，但总是尿不痛快。像这种情况，还会有心里烦，晚上睡不好觉等指征。

如果您看到这些情况，就说明他体内的水热互结于下焦，阴虚和水湿重同时存在。

许叔微给陈姓读书人先用了猪苓汤，把水往外一排，然后"次投之以当归、地黄、麦门冬、芍药、乌梅之类，为汤饮之，不汗而愈"。

许叔微第二次给他喝的主要是滋阴，补津液的药，他说当归、地黄补血，实际上地黄也是养阴的，麦门冬滋阴、补津液，芍药是敛阴的，乌梅酸收。

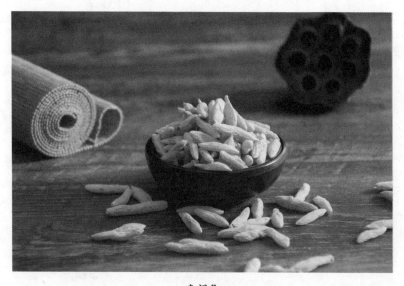

麦门冬

前面用猪苓汤把水排一排，同时滋阴，水泻掉以后，第二个方子干脆就全滋阴了。患者的营气得到补充以后，气血循行就正常了，邪气就解掉了，外感病就好了。

这是一个注重体内津液、阴血的案例。这个案例能让我们知道，如果我们体内的津液本来就不足，阴血不足，这时候再强行发汗，体内的阴类物质就更不足了。这样，就更没法抵抗疾病了，所以我们要学会张仲景的辨证思维，认清疾病的本质。

想喝水，但是小便不利，喝猪苓汤

如果您体内的水液代谢出了问题，营卫肯定也会出问题，阳气也会不足。这时候，您的防御部队到达不了体表，就不能跟外界斗争。所以，外感病可能不会好，而且会越来越重。

前文中陈姓书生发大汗以后，就出问题了。所以，张仲景治疗外感病的体系里，非常重视体内的阴类物质足不足，如果足，就要保护它。

张仲景说，病情轻时，稍微喝点水就能解决问题；严重了，就要把阿胶这些都用上，效果非常好。发汗就像下雨，云不足，雨怎么能下来？您要把云聚集足了，雨才能下来。

现在很多人发热，实际上是阴虚、津液不足导致的，舌头红，这就是阴虚的表现，喝一点阿胶，出汗了，热就退了。

这种用滋阴的方法来治外感病的思路，张仲景早就指出来了，如果脉浮发热，想喝水，但是又小便不利，那就用猪苓汤，一边祛水湿，一边滋阴。

《伤寒论》特别重视人体内的水液代谢，像猪苓汤这样方子，现在我们也是可以用的。

慢性的尿路感染，喝猪苓汤，再用当归、地黄、麦冬

下面讲一个岳美忠老先生的一个医案。

一位姓高的女性，尿路感染，抗病机能减退，久治不愈。尿路感染发作时有高热、头痛、腰酸、食欲不振、尿意窘迫等情形，但是排尿少。这就是我们现在说的小便不利，很多女性得了慢性的尿路感染就是这样，总想去厕所，去了就排一点，小便有不快和疼痛感，尿检查混有脓球、上皮细胞和红、白细胞等，尿培养有大肠杆菌，中医诊断属淋病范畴。

岳美忠老先生就说："此为湿热侵及下焦，法宜清利下焦湿热，选张仲景《伤寒论》猪苓汤。猪苓、茯苓、滑石各12克，泽泻18克，阿胶9克（烊化兑服）。水煎服6剂后，诸症即消失。"

岳老很厉害，认症准确，患者得了好几年的病，他用6服药就解决了。

我们可以思考一下，单独清理湿热，用猪苓、茯苓、泽泻行不行？不行，因为通常患者还会有阴虚的表现。所以要一边滋阴，一边利湿热，把热泻出来，阴补上。这就是张仲景的看病思路。如果在生活里我们碰到了类似的情况，就要知道可以用这样的思路调理，这就是我们学习经典的好处。